AF377801

CONSULTATIONS

MÉDICO-LÉGALES

SUR

UNE ACCUSATION D'EMPOISONNEMENT

PAR LE SUBLIMÉ CORROSIF,

Ou Muriate de Mercure suroxydé;

Suivies d'une NOTICE sur les moyens de reconnaître
et de constater l'existence de ce poison.

———

PRIX: 2 fr. 5o cent.

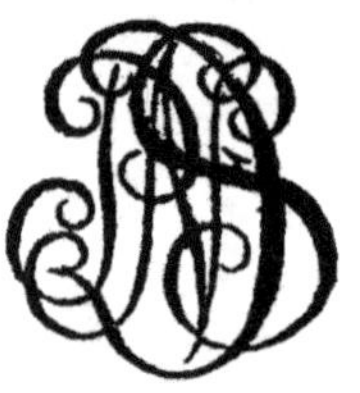

A PARIS,

Chez DIDOT JEUNE, Imprimeur de la Faculté
de Médecine, rue des Maçons-Sorbonne, n°, 13.

1811.

PRÉFACE.

L'empoisonnement est, dans la pratique de la médecine légale, le cas le plus délicat, le plus complexe, celui qui, généralement, est le plus difficile à bien constater ; et cependant cet objet si important pour l'ordre social, la sécurité publique, est un de ceux sur lesquels on trouve le moins de renseignemens et de règles positives dans les traités de médecine légale. Après une énumération plus ou moins longue des substances réputées vénéneuses, presque tous se bornent à des préceptes généraux, à l'indication de quelques expériences dont les résultats, parfois variables, sont souvent trop équivoques, trop incertains pour former une preuve complète, une démonstration incontestable ; et presque tous négligent de confirmer par des exemples les préceptes qu'ils établissent.

Cependant en médecine légale , comme dans toutes les sciences pratiques , les exemples sont la source la plus féconde et la plus pure de l'instruction ; c'est par l'observation , l'analyse, la discussion des cas particuliers que l'on parvient à sentir la valeur des préceptes , à en faire une juste application, à déterminer les règles, les attentions qu'il faut observer dans le choix , dans le mode des expériences. Je pense donc qu'il serait nécessaire, pour les progrès de l'art, de recueillir avec soin les différens cas de médecine légale qui , de temps en temps sont, dans les tribunaux, l'objet de discussions publiques ; et cette considération m'engage à publier plusieurs pièces relatives à une accusation d'empoisonnement qui tout récemment a été soumise au jugement de la cour criminelle du département de Seine-et-Marne.

Quoique, dans ce cas, les informations judiciaires présentassent à M. le Procureur général l'idée du crime , cependant ce magistrat respectable , qui aux principes d'ordre , d'équité et de justice , réunit l'amour de l'humanité , et qui dans l'exercice délicat de ses fonctions porte toujours l'impartialité , la circonspection la plus grande, ne s'arrête pas à ces apparences , à ces impressions premières ; il n'a d'autre but que la vérité , et n'épargne rien pour l'atteindre. D'un côté , il s'adresse au médecin qui avait traité le malade , pour avoir des détails , des renseignemens ultérieurs sur la nature , la marche progressive , la durée des symptômes ; d'un autre , il consulte plusieurs médecins distingués par leurs talens ; il me fait l'honneur de me transmettre leurs avis et de demander le mien. Les médecins consultés s'empressèrent de répondre à l'invitation de ce sage magistrat, et chacun , dans un mémoire particulier, présenta son opinion. Quoique différens, et même opposés en quelques points, et surtout dans leurs conclusions,

ces mémoires m'ont paru également in-
téressans et instructifs ; non-seulement
on y trouve un examen approfondi, une
discussion étendue d'une affaire très-com-
plexe, mais encore on y aperçoit l'indication des règles qu'il convient d'observer
dans des cas analogues, et ils peuvent
ainsi fournir des applications importantes et devenir par la suite fort utiles.
M. le Procureur général m'ayant permis de
garder les copies qu'il m'avait envoyées,
je les publie telles que je les ai reçues. Cependant, comme il ne s'agit pas aujour-
d'hui de l'affaire pour laquelle ces écrits
avaient été rédigés, j'ai cru devoir, dans
mes consultations, donner plus d'étendue, de développement à quelques ar-
ticles qui m'ont paru mériter une attention particulière; mais ces additions ne
changent rien au fond de mon opinion;
et on pourra également reconnaître et
juger les raisons, les motifs qui ont déterminé l'avis de chaçun des consultans.

Après avoir fait connaître les circonstances qui ont donné lieu aux différens mémoires qui forment ce recueil, j'ajouterai quelques considérations générales sur les visites des médecins et leurs rapports en justice.

Dans le grand nombre de cas qui sont journellement portés devant les tribunaux, les informations judiciaires, la déposition des témoins, l'attention à suivre, à comparer, à rapprocher toutes les circonstances de l'affaire suffisent généralement pour en bien faire connaître la nature, l'espèce, dissiper l'obscurité, établir la certitude du fait, et donner au magistrat les moyens de faire une juste application de la loi. Mais il n'en est pas de même lorsqu'il s'agit de déterminer la cause de la mort, le danger, les suites d'une blessure, la réalité d'une maladie : ici l'apparence peut facilement tromper, et conduire à l'erreur la plus grave ; l'état actuel qui frappe si fortement les yeux et l'attention n'est pas toujours, comme on est généralement disposé à le croire, une suite directe , un effet immédiat de l'acte qui l'a précédé ; mais tantôt il peut dépendre d'une disposition particulière, d'une affection intérieure préexistante et ignorée jusqu'à ce jour ; tantôt il tient spécialement aux localités , à l'influence de l'atmosphère , des saisons, à des causes entièrement étrangères et indépendantes des sévices. Dans ces cas, toujours complexes , l'attention la plus grande, le raisonnement le plus sévère ne peuvent suffire ; la déposition des témoins n'est qu'un moyen secondaire , et pour atteindre le véritable objet, en écarter toute incertitude , il faut des connaissances particulières de l'organisme animal et de ses lois.

Ces considérations n'avaient point échappé aux législateurs ; tous ont également reconnu et établi en principe que, dans les différens cas qui intéressent la vie et la santé , la visite et le rapport du médecin sont absolument nécessaires pour constater s'il y a réellement délit, en déterminer la nature, l'espèce, le degré ; tous s'accordent à regarder le rapport comme le fondement de l'instruction juridique, la base du jugement qui doit intervenir ; ils pensent même que, malgré toutes les probabilités qui peuvent résulter de l'information, malgré la déposition des témoins, le magistrat ne peut point prononcer avec assurance, si la visite n'a point été faite ; et cependant ces actes si importans dans l'ordre judiciaire, qui touchent de si près à l'honneur des familles, à la sécurité publique, sont presque entièrement négligés ou abandonnés à l'arbitraire ; on n'a pris aucune mesure pour s'assurer si la visite a été faite avec le soin et l'attention convenable, pour reconnaître de bonne heure, et avant que les preuves matérielles soient altérées ou détruites, si le rapport est exact, si ses conclusions sont claires, précises, conformes aux faits énoncés, si elles méritent la confiance du magistrat.

J'avais déjà fait ces différentes remarques dans un mémoire imprimé en
1790 (1). Après avoir indiqué les vices,
les abus dont on se plaint si souvent
dans les rapports juridiques, les inconvéniens qui en résultent pour l'ordre social, je proposais les moyens de
les prévenir et d'y remédier : ils con-
sistent principalement, 1.° à arrêter une
formule générale pour la rédaction des
rapports, afin que les objets ne soient
point confondus, que les faits soient toujours distincts de l'opinion et de la conclusion de l'expert ; 2.° à établir dans le
chef-lieu de chaque département un bureau ou comité de vérification pour les
rapports juridiques des médecins, afin
que, dans les cas d'inexactitude ou d'erreur, on pût aussitôt, et avant que les
preuves matérielles soient altérées ou
détruites, procéder à un nouvel exa-

______

(1) Observations sur un point important de juris-
prudence criminelle. *Dijon*, 1790, *in-8*.

men, et assurer ainsi la certitude du fait.

Ces moyens, ainsi que les motifs qui leur servent de base et de développement, méritèrent l'approbation de la Société royale de Médecine, et cette savante société n'hésita pas à les adopter et à les imprimer en grande partie dans le travail qu'elle fit sur l'organisation de la médecine en France. Mais malgré l'importance bien sentie de cet objet, le temps, les circonstances ne permirent point de s'en occuper; les désordres, les abus dont nous nous plaignions alors sont restés; ils augmentent et se multiplient chaque jour: en effet, aujourd'hui on néglige même les formalités expressément prescrites par la loi. Ainsi, quoique la loi du 19 ventose an XI porte expressément, article XXVII, *que les fonctions de médecins et chirurgiens-jurés appelés par les tribunaux, celles de médecins et chirurgiens en chef des hospices civils, ou chargés par des autorités administratives ne pourront être remplies que par des médecins et des chirugiens reçus suivant les formes anciennes, ou par des docteurs reçus suivant celles de la présente loi*, cependant on voit souvent, surtout dans quelques départemens, le commissaire ou officier de police qui est chargé des premières informations relatives aux plaintes ou délits, appeler indistinctement, pour faire ces visites, le premier qui se trouve à sa proximité, et confier le soin des rapports les plus complexes et les plus délicats à des *officiers de santé*, à qui on ne suppose pas les connaissances suffisantes, et que la loi exclut formellement de ces fonctions. Ce défaut de formalité devrait seul être un motif suffisant du rejet et de la nullité du rapport; mais rarement on y fait attention, et le plus souvent on admet dans les tribunaux, comme pièces probantes, des rapports plus vicieux encore par le fonds que par la forme; de là ces procédures immenses, ces discussions contradictoires et sans cesse renaissantes, qui ne tendent qu'à augmenter l'incertitude, compliquer, obscurcir le point essentiel de la question, et exposent le magistrat à manquer ou à dépasser le but auquel il fallait s'arrêter.

Pour éviter ces inconvéniens, faire cesser tous ces abus qui entravent l'administration de la justice, et nuisent à l'ordre social, il suffirait que le Gouvernement voulût bien établir des règles fixes et précises pour la rédaction des rapports; qu'on n'appelât jamais à ces fonctions que des médecins d'un mérite reconnu; qu'aussitôt après leur rédaction les rapports fussent soumis à un comité ou bureau de vérification qui en déterminerait la validité, et qui, en cas d'incertitude ou d'erreur, requerrait un nouvel examen; ou, ce qui serait plus simple et plus expéditif, au lieu d'un comité ou bureau de vérification, il suffirait d'attacher à chaque cour de justice criminelle un médecin distingué par ses talens, son expérience, qui serait spécialement chargé de l'examen, de la révision de tous les rapports, de leur discussion publique, et ferait en cette partie les fonctions de commissaire du Gouvernement : je ne puis ici exposer tous les motifs qui nécessitent cet établissement, tous les avantages qui doivent en résulter ; ce sera l'objet d'un mémoire particulier que je me propose de publier incessamment.

Convaincu par une longue expérience, que l'examen, la discussion des cas particuliers contribuent beaucoup à l'instruction, je me propose de publier successivement quelques mémoires et rapports sur différens cas de médecine légale pour lesquels j'ai été consulté : les uns sont relatifs à des accusations d'infanticide, d'empoisonnement par l'arsenic, par le verre ; lès autres sont relatifs à l'impuissance, à des blessures, ou différentes maladies réelles ou simulées. Mais comme souvent les médecins sont consultés par les tribunaux sur différens cas plus ou moins remarquables , et que leurs rapports, consultations ou mémoires restent enfouis dans les greffes , ou bornés à l'étendue du département, ou même de la ville qu'ils habitent, et qu'ils sont ainsi perdus pour l'instruction publique et les progrès de l'art , je les invite à vouloir bien me les faire parvenir (*francs de port*), je les recevrai avec reconnaissance; je les réunirai à ceux qui me sont propres ; et leur publication contribuera à ramener l'attention sur une branche de l'art très-importante , et peut-être trop négligée.

Le Professeur CHAUSSIER.

cejourd'hui , portant que par **MM.** Cardon et Gallot, docteurs en médecine, **et MM.** Siret et Bellanger , pharmaciens-chimistes, demeurant à Provins, commis à cet effet , il sera à l'instant, en notre présence et en celle de M. le magistrat de sûreté de cet arrondissement, procédé à l'ouverture , à la visite et à l'examen du corps du sieur Bridon , qui se trouve actuellement gisant en la maison occupée par la veuve dudit sieur Bridon , rue des Sorcelets , à l'effet de reconnaître et constater la cause de la mort *presque subite du sieur Bridon ,* de vérifier par tous les procédés de l'art si cette mort est *l'effet du poison ou d'un breuvage quelconque ,* et d'indiquer et détailler les signes qui pourraient manifester les preuves d'un empoisonnement ; nous sommes transportés au domicile de la veuve Bridon , accompagnés de M. le magistrat de sûreté et du greffier , où étant , nous avons trouvé dans une chambre basse , sur le derrière , le sieur Lafond , chaudronnier à Provins , et sa femme ; le sieur Billy , charpentier audit Provins , et sa femme ; le sieur Malbouvier , tourneur audit Provins , frère de Rosalie Malbouvier , veuve dudit Pierre Bridon , et la fille Chaplain , journalière , demeurant aussi audit Provins. Sur l'interpellation faite aux susnommés de nous déclarer où était la dame veuve Bridon, il nous a été répondu qu'elle était malade, et qu'elle était couchée dans un appartement par haut; et ayant été conduits près de la dame veuve Bridon, nous lui avons fait part de l'opération à laquelle il allait être procédé, pour qu'elle ait à y être présente, si bon lui semblait; à quoi ladite veuve Bridon nous a répondu qu'il lui était de toute impossibilité d'assister à cette opération, et que son frère la représenterait, s'il en était nécessaire. Nous sommes descendus dans la chambre basse, où était encore ledit Malbouvier, frère de la veuve Bridon, auquel nous avons fait part de nos démarches auprès de la veuve Bridon et de ses réponses; et ledit Malbouvier, sommé d'être présent et de représenter sa sœur à ladite opération, a répondu que, s'il s'agissait de tout autre individu, il pourrait être présent à l'opération, mais qu'il s'agissait de son beau-frère, et qu'il ne pourrait supporter ce spectacle; et que néanmoins, si on l'exigeait, il y assisterait pour obéir à la justice. En conséquence, nous avons requis lesdits sieurs Cardon, Gallot, Siret et Bellanger, ci-présens, de procéder de suite à la visite et à l'examen du corps dudit Bridon, pour en constater l'état, et nous en faire leur rapport; lesquels, en acceptant ladite commission, nous ont dit se nommer Jean-Charles-François Cardon, Louis-Dominique-Sébastien Gallot, Jean-Baptiste-Hippolyte Bellanger, et Simon-Etienne-Marie Siret, et ont prêté entre nos mains le serment de s'y bien et fidèlement comporter.

Et de suite, en notre présence et en celle de M. le magistrat de sûreté et du greffier du tribunal, il a été procédé, par lesdits sieurs Cardon, Gallot, Bellanger et Siret, à l'ouverture du corps du sieur Bridon, que nous avons trouvé gisant sur un lit placé dans une chambre basse donnant sur la rue des Sorcelets; et, après que le corps a été placé sur des tables dressées à cet effet, lesdits sieurs Cardon, Gallot, Bellanger et Siret, après avoir examiné le corps du défunt, tant avant qu'après son ouverture, nous en ont fait leur rapport unanimement dans les termes et ainsi qu'il suit :

« Nous avons trouvé le corps du défunt gi-
« sant sur son lit et enseveli. Après avoir décousu
« les linges qui l'enveloppaient, nous avons re-
« connu que le cadavre, déjà roide, était celui
« d'un homme d'une grande stature et d'une
« forte constitution. Nous avons examiné d'a-
« bord l'état de ce cadavre, dont les différentes
« parties extérieures n'ont rien présenté d'ex-
« traordinaire, *si ce n'est que le dos, les reins,*

« *les fesses et la partie postérieure des cuisses*
« *étaient échymosés ;* les cheveux tenaient for-
« tement; les ongles avaient une couleur natu-
« relle : le défunt avait rendu par le nez et la
« bouche des mucosités sanguinolentes. La par-
« tie de mâchoire inférieure désarticulée , pour
« mettre à découvert la bouche , nous recon-
« naissons que le palais est phlogosé , que la
« langue est recouverte d'un enduit brun , que
« le gosier est enflammé , et en particulier la
« luette gangrenée à son extrémité inférieure ;
« l'épiglotte , le larynx sont très-enflammés , et
« la trachée-artère et les bronches dans un état
« voisin de la gangrène , et remplies d'un mucus
« sanguinolent ; les poumons sont engorgés et
« d'un rouge brun approchant du noir , parti-
« culièrement à la partie latérale et postérieure
« des lobes , dont le grand présente des adhé-
« rences ligamenteuses dans sa partie latérale et
« postérieure ; incisés dans plusieurs endroits ,
« ils rendent une mucosité sanguinolente ; ils
« sont légèrement crépitans : *rien d'ailleurs n'an-*
« *nonce un épanchement dans la plèvre.* Le dia-
« phragme est légèrement phlogosé , surtout
« dans sa partie moyenne et inférieure. Le pé-
« ricarde et le cœur sont dans un état sain ; les
« cavités de ce dernier viscère sont vides de

« sang. L'œsophage, dans sa partie supérieure
« de deux pouces de hauteur, est érodé, moins
« enflammé dans une étendue de quatre pouces,
« et enfin, dans toute sa capacité jusqu'à l'es-
« tomac, dans un état gangreneux ».

Cette première partie des opérations terminée,
les sieurs Cardon, Gallot, Bellanger et Siret
nous ont observé que l'estomac, *très-distendu,
contient une certaine quantité de liqueur,* qu'ils
ne croient devoir ni pouvoir examiner suffisamment à la lueur factice de la chandelle, et qu'il
est nécessaire de placer cette liqueur dans un
vase, pour être ensuite soumise aux recherches
exigées par les circonstances.

En conséquence, et sur la réquisition de M. le
magistrat de sûreté, nous avons fait renfermer
dans un flacon la liqueur extraite de l'estomac.

Les sieurs Cardon, Gallot, Bellanger et Siret
ont ensuite soigneusement lavé l'estomac avec
l'eau distillée ; et sur leur demande, et à la réquisition de M. le magistrat de sûreté, nous
avons fait renfermer le lavage dans un autre flacon, pour être le tout déposé au greffe.

Ensuite, lesdits sieurs Cardon, Gallot, Bellanger et Siret ayant continué l'examen du corps
du sieur Bridon en notre présence et en celle de
M. le magistrat de sûreté et du greffier, ont con-

tinué leur rapport dans les termes et ainsi qu'il
suit :

« L'intérieur de l'estomac est entièrement
« phlogosé, et pour un tiers, dans sa partie in-
« férieure et postérieure, sphacelé, et excorié
« depuis le cardia jusqu'au pylore : en cet en-
« droit, il est presque réduit à l'épaisseur d'un
« parchemin. Le duodénum très-enflammé et
« excorié, avec des points gangreneux dans toute
« sa capacité, est particulièrement gangrené à sa
« partie supérieure : ce qui reste dans cet in-
« testin de parties muqueuses s'en détache avec
« la plus grande facilité. Le jéjunum, très-en-
« flammé, est recouvert de mucosités provenant
« de l'altération complète de la membrane mu-
« queuse. L'iléon excorié, est presque entière-
« ment gangrené, mais particulièrement dans
« sa partie inférieure, dans l'étendue de deux
« pieds. Le cœcum, très-enflammé et dans un
« état voisin de la gangrène, est même gangrené
« dans une très-grande étendue. Le colon, très-
« enflammé, présente plusieurs points gangre-
« neux. Le *rectum*, *phlogosé et même gangrené*
« *dans plusieurs parties*, *est sphacelé et excorié*
« *dans sa partie inférieure*, *et contient très-peu*
« *de matières d'un rouge foncé*, *sans lesquelles*
« *nous aurions trouvé tous les intestins absolument*

« *vides*. Le foie , très-volumineux , couleur d'un
« rouge un peu brun , est très-sain. La *vésicule*
« *du fiel , très-gorgée* , *et pouvant avoir quatre*
« *pouces de hauteur sur quatre pouces de cir-*
« *conférence , contient une bile d'une couleur*
« *très-foncée*. Le pancréas est enflammé à sa face
« supérieure ; l'épiploon sain et garni de graisse ;
« la rate moitié *trop volumineuse* , et saine. Le
« rein gauche est d'un tiers plus volumineux que
« le droit : tous deux sont dans un état sain.
« La vessie et les parties de la génération sont
« dans le meilleur état. Nous devons dire que ,
« dans tous les intestins , la membrane muqueuse
« est excoriée et presque détruite , et que la
« membrane externe est phlogosée dans toute
« son étendue , et que les veines sont remplies
« d'un sang noir et fluide ».

Les sieurs Cardon , Gallot , Bellanger et Siret
nous ayant déclaré que l'examen du cadavre du
sieur Bridon est entièrement terminé, nous avons
commis M. le juge de paix de la ville de Provins
pour se transporter à l'instant dans la maison
où nous sommes , à l'effet d'apposer les scellés
sur les deux vases renfermant la liqueur qui était
contenue dans l'estomac du sieur Bridon. Cette
apposition de scellés ayant été faite de suite en
notre présence , en celle de M. le magistrat de

sûreté, du greffier, et en celle de MM. les médecins et pharmaciens, les deux vases, ainsi
scellés, ont été par nous remis au greffier, pour
être déposés au greffe, lequel dépôt a été fait à
l'instant. Et sur l'observation à nous faite par
MM. les médecins et pharmaciens, que pour procéder à l'examen et à l'analyse des liqueurs renfermées dans les deux vases, il est nécessaire que
ces liqueurs soient transportées dans un laboratoire, nous, après avoir entendu M. le magistrat
de sûreté, disons que les deux flacons renfermant les liqueurs seront transportés par le greffier demain, dix heures du matin, dans le laboratoire du sieur Bellanger, l'un des pharmaciens
experts, pour être lesdites liqueurs examinées et
analysées par MM. les médecins et pharmaciens
en notre présence et en celle de M. le magistrat
de sûreté et du greffier.

Et attendu que le corps du sieur Bridon n'est
plus utile aux recherches de la justice, disons
que M. le maire de cette ville sera invité à en
autoriser l'inhumation.

De tout ce que dessus nous avons fait et dressé
le présent procès verbal, que nous avons clos à
onze heures et demie du soir, en la maison de
la veuve Bridon, lesdits jour et an ; et ont lesdits
sieurs Cardon, Gallot, Bellanger et Siret signé

avec nous, M. le magistrat de sûreté et le greffier. Ainsi, *signés* Cardon, Gallot, Bellanger,
Siret, Pelet-Guérin, Retel, et Brouillard.

Cejourd'hui, deux mars mil huit cent dix, dix
heures du matin, Nous, Charles-Marie-Théodat
Retel, juge au tribunal de première instance de
l'arrondissement de Provins, faisant, pour l'empêchement, fonctions de directeur du jury de cet
arrondissement, en continuant les opérations
commencées suivant notre procès verbal du jour
d'hier, nous sommes transportés, accompagnés
de M. le magistrat de sûreté et du greffier, dans
le laboratoire du sieur Bellanger, pharmacien,
où nous avons trouvé réunis MM. Cardon, Gallot, Bellanger et Siret, à l'effet par eux de procéder à l'examen et à l'analyse des liqueurs renfermées dans les deux vases déposés au greffe,
où étant, le greffier a représenté lesdits deux
vases; et les scellés apposés sur iceux ayant été
reconnus sains et entiers par M. le juge de paix
de cette ville, mandé à cet effet, il a été de suite
procédé en notre présence, et en celle de M. le
magistrat de sûreté et du greffier, par MM. Cardon, Gallot, Siret et Bellanger, à l'examen et
à l'analyse des liqueurs renfermées dans lesdits

deux vases; et des opérations par eux faites, lesdits sieurs médecins et pharmaciens nous ont
fait unanimement leur rapport dans les termes et
ainsi qu'il suit :

« Nous avons pesé ce que contenait le flacon
« qui renfermait la liqueur pure contenue dans
« l'estomac, et nous avons reconnu qu'elle pèse
« *trois onces deux gros.* La couleur de ce li-
« quide est d'un *jaune vert;* il contient *beaucoup*
« *de particules de membrane muqueuse;* on n'y
« voit aucune trace d'aliment solide; il n'a *au-*
« *cune odeur.* Nous dégustons d'abord cette li-
« queur, qui a développé une saveur *sensible-*
« *ment styptique et métallique;* et à l'instant
« nous avons conçu le desir et déterminé le projet
« d'administrer une dose de cette liqueur à un
« animal vivant, aussitôt que nous pourrions
« nous en procurer : pourquoi nous avons mis
« de côté, et serré dans l'endroit le plus frais du
« laboratoire, *quatre gros de ladite liqueur pure,*
« déposés dans un flacon sur lequel a été mis un
« scellé, avec le cachet du greffe du tribunal.
« Et procédant à l'emploi des moyens chimiques,
« nous avons soumis une portion de cette liqueur
« à l'action du feu : *la fumée offre une couleur*
« *épaisse, une odeur empyreumatique et dés-*
« *agréable, mais qui n'a rien de l'ail.* Nous ré-

« pétons le même procédé pour exposer à la
« fumée *une lame de cuivre, et nous n'obtenons*
« *rien.* Nous prenons ensuite une partie de ce
« liquide, nous l'étendons dans *le double d'eau*
« *distillée, et nous faisons soigneusement filtrer*
« *ce mélange,* pour le soumettre à l'analyse. La
« dissolution de carbonate de soude, mêlée à
« cette liqueur, ne fournit *aucun résultat;* nous
« n'en obtenons pas davantage de *l'ammoniaque,*
« de la dissolution du *muriate d'ammoniaque,*
« ni de celle du *prussiate de potasse.* Nous em-
« ployons alors la dissolution de sulfure de po-
« tasse filtrée : aussitôt le mélange se trouble,
« devient opaque ; et au bout de quelque temps
« nous voyons des *points noirs* se former, se
« détacher, et enfin se déposer. Cette découverte,
« qui vient à l'appui des résultats trop fâcheux
« de l'examen du cadavre du défunt, nous fait
« une impression douloureuse, et nous donne
« un commencement de preuve pénible. »

Après avoir entendu ce rapport, nous juge,
faisant fonctions de directeur du jury, avons,
sur la réquisition de M. le magistrat de sûreté,
et attendu que déjà il résulte de ce rapport de
graves suspicions que la mort du sieur Bridon
a une cause violente, et que des mesures ur-
gentes doivent être prises dans les circonstances

actuelles , suspendu les opérations dont nous sommes occupés , pour être reprises et continuées cejourd'hui à cinq heures du soir.

Et après que lesdits docteurs en médecine et pharmaciens experts nous ont déclaré que les liqueurs soumises à l'analyse ne peuvent sans inconvénient être transportées , nous les avons , sur la réquisition de M. le magistrat de sûreté , fait renfermer dans une armoire du laboratoire du sieur Bellanger , dont la clef a été remise au greffier , et sur laquelle armoire nous avons fait apposer une bande de papier scellée en cire , avec l'empreinte du cachet du greffe du tribunal.

De tout ce que dessus nous avons fait et dressé le présent procès verbal , que nous avons clos à deux heures et demie après midi , dans le laboratoire du sieur Bellanger , lesdits jour et an ; et ont lesdits sieurs Cardon , Gallot , Bellanger et Siret signé avec nous , M. le magistrat de sûreté et le greffier. Ainsi , *signés* CARDON , GALLOT , BELLANGER , SIRET , PELET-GUÉRIN , RETEL et BROUILLARD.

Et ledit jour deux mars mil huit cent dix , cinq heures du soir , Nous Charles-Marie-Théodat Retel , juge au tribunal de première instance de l'arrondissement de Provins , faisant , pour l'empêchement, fonctions de directeur du jury de cet arrondissement , en continuant les opérations commencées par nos précédens procès-verbaux , nous sommes transportés, accompagnés de M. le magistrat de sûreté et du greffier, dans le laboratoire du sieur Bellanger, pharmacien, où nous avons trouvé réunis MM. Cardon, Gallot, Siret et Bellanger; où étant, lesdits docteurs en médecine et pharmaciens ont repris leurs opérations, après reconnaissance faite du scellé apposé sur l'armoire, et que la remise a aussi été faite par le greffier de la clef de ladite armoire; desquelles opérations lesdits sieurs médecins et pharmaciens nous ont fait le rapport ainsi qu'il suit :

« Nous continuons notre examen. Nous croyons
« devoir répéter l'expérience de la dissolution
« du sulfure de potasse; et pour nous procurer
« sur cette épreuve les renseignemens les plus
« certains , nous employons cette dissolution ,
« non-seulement avec le mélange de la liqueur
« pure contenue dans l'estomac avec l'eau dis-
« tillée, mais encore avec le lavage de la partie
« inférieure de ce viscère ; et après les avoir
« étiquetés, comme les divers essais faits jusqu'à
« ce moment , nous laissons ces mixtions pro-
« duire leur effet, qui, dans les deux opérations,

« a été absolument le même que celui que nous
« avons observé ce matin. Nous avons aussi sou-
« mis à la dessiccation au bain de sable, et dans
« une capsule de verre, de la liqueur pure con-
« tenue dans l'estomac : pendant cette opération,
« nous avons procédé au mélange de cette même
« liqueur avec *la dissolution filtrée de potasse*
« *caustique*, et il ne *nous a présenté rien d'ex-*
« *traordinaire.* »

Et attendu qu'il est six heures du soir, et que
MM. les docteurs médecins et pharmaciens nous
ont déclaré ne pouvoir continuer leurs opérations à la lumière factice, nous avons, du con-
sentement de M. le magistrat de sûreté, ajourné
la continuation des opérations à demain, dix
heures du matin. Et après avoir resserré les liquides, vases et objets de l'opération dans une
armoire du laboratoire du sieur Bellanger, nous
avons apposé sur ladite armoire une bande de
papier scellée en cire, avec l'empreinte du cachet
du greffe du tribunal, et la clef de ladite armoire
remise au greffier.

De tout ce que dessus nous avons fait et dressé
le présent procès verbal, que nous avons clos
dans le laboratoire dudit sieur Bellanger, lesdits
jour et an ; et ont lesdits sieurs Cardon, Gallot,
Siret et Bellanger signé avec nous, M. le magis-

trat de sûreté et le greffier. Ainsi, *signés* Cardon, Gallot, Siret, Bellanger, Pelet-Guérin, Retel et Brouillard.

———

Cejourd'hui trois mars mil huit cent dix, dix heures du matin, Nous Charles-Marie-Théodat Retel, juge au tribunal de première instance de l'arrondissement de Provins, faisant, pour l'empêchement, fonctions de directeur du jury de cet arrondissement, en continuant les opérations commencées par nos précédents procès-verbaux, nous sommes transportés, accompagnés de M. le magistrat de sûreté et du greffier, dans le laboratoire de M. Bellanger, pharmacien, où nous avons trouvé réunis MM. Cardon, Gallot, Siret et Bellanger; où étant, lesdits docteurs en médecine et pharmaciens ont repris leurs opérations, après reconnaissance faite du scellé apposé sur l'armoire, et la remise faite de la clef d'icelle par le greffier.

Et avant de reprendre lesdites opérations, il a été représenté et soumis à l'examen desdits sieurs médecins et pharmaciens une espèce d'onguent et une liqueur renfermée dans une fiole, lesdits objets trouvés en la maison de la veuve Bridon, lors de la visite domiciliaire et des recherches faites en ladite maison, et déposés au greffe. Après avoir fait l'examen desdits objets, lesdits sieurs médecins et pharmaciens nous ont unanimement fait le rapport que la liqueur contenue dans la fiole, ayant été soumise à diverses expériences, a été par eux reconnue pour être de l'eau de javelle, et que l'onguent, présentant une odeur très-rance, ayant été aussi examiné avec le plus grand soin, a été par eux reconnu pour être un mélange de beurre avec une substance végétale que diverses informations ont justifié être le sceau de Salomon.

Et lesdits sieurs médecins et pharmaciens, ayant ensuite repris leurs opérations, nous en ont unanimement fait le rapport ainsi qu'il suit :

« Nous avons repris nos opérations, et con-
« tinuant la dessiccation au bain de sable de la
« liqueur contenue dans l'estomac, nous avons,
« pendant cette opération, essayé sur le mélange
« filtré de la susdite liqueur avec l'eau de chaux
« préparée et filtrée : cette mixtion a éprouvé
« sur-le-champ une décomposition dont nous
« avons attendu le résultat, qui devait être lent,
« à raison de la petite quantité sur laquelle nous
« opérions. Il en a été de même du mélange de
« la susdite liqueur avec la dissolution de cuivre
« dans l'ammoniaque; et pendant ce double tra-

« vail, nous avons examiné le résidu de la li-
« queur desséchée au bain de sable. Nous ne
« pouvons dissimuler que l'attention que nous
« avons apportée aux deux dernières expériences
« a nui à celle que nous devions à cette prépa-
« ration, que nous avons trouvée *réduite, et même*
« *un peu brûlée.* Nous en avons pourtant essayé
« *sur la pelle rouge ;* elle a donné une *odeur*
« *animale,* une *fumée épaisse qui n'a rien pro-*
« *duit sur deux lames, l'une de cuivre et l'autre*
« *de fer, qui y ont été exposées.* Nous avons
« ensuite observé de nouveau les mélanges par
« nous faits de la susdite liqueur, dans l'eau de
« chaux et dans la dissolution de cuivre par l'am-
« moniaque. Nous avons reconnu dans le pre-
« mier mélange un sédiment léger de *couleur*
« *jaune,* et dans le second un aussi léger sédi-
« ment *blanc,* qui n'était encore que flocon-
« neux. Nous avons encore laissé ces deux mé-
« langes, en nous promettant de les examiner
« de nouveau plus tard ».

Et attendu qu'il est trois heures, nous avons
fait renfermer tous les objets servant à l'opération dans une armoire du laboratoire du sieur
Bellanger, dont la clef a été remise au greffier,
et sur laquelle armoire nous avons fait apposer
une bande de papier scellée en cire, avec l'em-

preinte du cachet du greffe du tribunal ; et seront les opérations reprises cejourd'hui à quatre heures.

De tout ce que dessus nous avons fait et dressé le présent procès-verbal, que nous avons signé avec M. le magistrat de sûreté, MM. les médecins et pharmaciens, et le greffier. Ainsi *signés* CARDON, GALLOT, BELLANGER, SIRET, PELET ÉRIN, RETEL et BROUILLARD.

Et ledit jour trois mars, quatre heures de relevée, Nous, juge au tribunal de première instance de l'arrondissement de Provins, faisant, pour l'empêchement, fonctions de directeur du jury, en continuant les opérations commencées par nos précédens procès-verbaux, nous sommes transportés, accompagnés de M. le magistrat de sûreté et du greffier, dans le laboratoire du sieur Bellanger, pharmacien, où nous avons trouvé réunis MM. Cardon, Gallot, Bellanger et Siret ; où étant, après avoir fait la reconnaissance du scellé apposé sur l'armoire, et que la remise de la clef de ladite armoire a été faite par le greffier, lesdits médecins et pharmaciens nous ont dit qu'ils étaient toujours occupés de l'expérience à faire sur un animal vivant ; qu'ils n'avaient pu encore, jusqu'à présent, s'en procurer un ; qu'ils se trouvaient forcés de remettre cette expérience à demain, jour auquel un chien devait être mis à leur disposition : et ils ont repris leurs opérations, dont ils nous ont fait le rapport ainsi qu'il suit :

« Nous avons essayé sur le mélange filtré de
« la liqueur trouvée dans l'estomac du défunt
« avec l'eau distillée, la dissolution du muriate
« de soude, qui n'a rien produit. Nous avons
« ensuite observé de nouveau les deux opéra-
« tions faites par l'eau de chaux et par la disso-
« lution de cuivre ammoniacal : nous avons vu
« dans la première un *précipité jaune*, et dans
« la seconde un *précipité blanc*. Ces deux pré-
« cipités, comme les précipités noirs obtenus
« dans les différentes expériences faites par la
« dissolution du sulfure de potasse, étaient trop
« sensibles à l'œil ; *l'honnête homme ne pouvait*
« *s'y tromper* : mais nous avons à regretter que
« la petite quantité obtenue de ces trois préci-
« pités ne nous ait pas permis de les soumettre
« eux-mêmes à l'analyse. Les substances restées
« sur tous les filtres qui avaient servi à la liqueur
« trouvée dans l'estomac n'étaient que des par-
« ties de membrane muqueuse, qui, exposées
« au feu, produisaient une odeur animale re-
« poussante ».

Et attendu qu'il est six heures du soir, et après que MM. les médecins et pharmaciens nous ont déclaré qu'ils croyaient avoir éprouvé tous les moyens que l'art leur offre, et qu'ils desirent se réunir demain, à trois heures de l'après-midi, pour faire l'expérience de la liqueur sur un chien qui leur a été promis, nous avons clos cette séance, et nous avons signé avec MM. les médecins, pharmaciens, M. le magistrat de sûreté et le greffier. Ainsi *signés* CARDON, GALLOT, BELLANGER, SIRET, PELET-GUÉRIN, RETEL et BROUILLARD.

CEJOURD'HUI quatre mars mil huit cent dix, trois heures de relevée, Nous, juge au tribunal de première instance de l'arrondissement de Provins, faisant, pour l'empêchement, fonctions du directeur du jury, nous sommes transportés, accompagnés de M. le magistrat de sûreté et du greffier, dans le laboratoire de M. Bellanger, où nous avons trouvé réunis MM. Cardon, Gallot, Siret et Bellanger ; où étant, après avoir fait la reconnaissance du scellé apposé sur le flacon contenant la liqueur destinée à faire l'expérience sur un animal vivant, il nous a été présenté, et à MM. les médecins et pharmaciens, un chien âgé d'environ deux mois, de l'espèce de caniches, de forte race et plein de vie; et il a été de suite procédé à l'expérience jugée utile par MM. les médecins et pharmaciens pour la découverte de la vérité. Cette expérience ayant été faite et terminée en notre présence, et en celle de M. le magistrat de sûreté, il nous en a été ensuite fait le rapport ainsi qu'il suit :

« La liqueur pure trouvée dans l'estomac du
« sieur Bridon a été par nous goûtée, examinée
« avec soin, et reconnue n'avoir éprouvé aucune
« altération. On veut l'administrer au chien; on
« éprouve de la résistance, et on emploie *un*
« *entonnoir pour introduire* cette liqueur. Enfin,
« elle est introduite : l'un de nous *tient le chien*
« *droit, pour empêcher des vomissemens trop*
« *subits*, qui, en procurant l'évacuation de la
« liqueur, infirmeraient notre opération. En
« moins *de trois minutes*, le chien *jette des cris*
« *lamentables*; il souffre beaucoup ; ses cris,
« ses mouvemens annoncent ses tortures. Au
« bout de cinq minutes, il rend par la gueule
« *un sang-écumeux;* on l'abandonne à lui-même;
« *il jette beaucoup de mucosités.* Au bout de
« *dix minutes*, on lui passe les mains sur les
« yeux, qui ne présentent plus le moindre mou-
« vement. Le chien vit pourtant encore; il est

« horriblement agité : enfin , au bout de vingt
« minutes , il expire. Nous le laissons environ
« deux heures , et à six heures du soir , nous
« procédons à son ouverture. La gueule est
« pleine de *mucosité sanguinolente* ; l'épiglotte ,
« la glotte , le larynx et la trachée-artère *sont*
« *enflammés* ; les poumons présentent en grande
« quantité *des taches rouges et noires* ; le sang
« des ventricules du cœur est coagulé ; l'œso-
« phage est phlogosé : on y distingue même
« des taches déjà brunes. L'estomac est dans
« un état d'inflammation prodigieux ; on re-
« trouve dans son intérieur la liqueur adminis-
« trée. Le foie et la vésicule du fiel sont dans
« un état ordinaire. Nous continuons nos re-
« cherches : tous les intestins sont examinés :
« la partie supérieure du seul duodénum est en-
« flammée ; le reste est dans le meilleur état.
« La présence de la liqueur dans l'estomac nous
« avait d'ailleurs suffisamment prouvé qu'elle
« n'avait pas eu le temps de dépasser ce vis-
« cère.

« Nos recherches sont finies : il nous reste
« la pénible tâche de présenter l'opinion qu'elles
« ont produite sur nous. L'ouverture du cadavre
« ne nous avait déjà que *trop fortement alarmés*
« L'état de tout le canal alimentaire, l'inflam-

« mation , la gangrène , le sphacèle , l'excoria-
« tion de la presque totalité de ses parties, mais
« surtout l'altération inconcevable produite par
« le sphacèle , et l'excoriation sur la partie in-
« férieure et postérieure de l'estomac , et sur la
« partie supérieure du duodénum , et enfin sur
« la partie inférieure du rectum ; l'irritation des
« parties voisines dudit canal alimentaire, l'état
« sain et inaltéré des parties qui ne prennent
« aucune part à la digestion, tous ces signes fâ-
« cheux nous avaient déjà trop frappés : de tels
« ravages ne pouvaient être produits que par
« *l'emploi d'une substance éminemment corro-*
« *sive.* Travaillant sur le liquide contenu dans
« l'estomac , et après avoir pensé, d'après l'état
« du cadavre , que les substances les plus cor-
« rosives seules avaient pu opérer un effet aussi
« désastreux, nous avons dû employer les moyens
« propres à les attaquer toutes. Rien ne nous
« a indiqué la présence de l'arsenic , ni celle du
« vert-de-gris ; TROIS PRÉCIPITÉS ANNONCENT CELLE
« DU SUBLIMÉ CORROSIF. Un chien est sacrifié ;
« *il boit de cette liqueur :* vingt minutes suffi-
« sent pour anéantir cet animal. Il est ouvert ;
« les résultats confirment la cause. Nous ne pou-
« vons donc pas nous refuser à exprimer l'opi-
« nion que le sieur Bridon , mort rue aux Sor-

« celets, le vingt-huit février soir, a succombé
« par l'effet du *sublimé corrosif*; et l'état du
« corps, le résultat des recherches chimiques,
« la mort trop prompte *du chien*, nous font
« penser que *le défunt en avait encore pris peu*
« *de temps avant sa mort.* »

Les opérations qui étaient à faire en exécution de l'ordonnance de M. le directeur du jury étant terminées, nous avons clos et arrêté le présent procès verbal, que nous avons signé avec M. le magistrat de sûreté, MM. les docteurs médecins et les pharmaciens, et le greffier. Ainsi *signés* CARDON, GALLOT, BELLANGER, SIRET, PELET-GUÉRIN, RETEL et BROUILLARD, greffier.

Pour copie conforme délivrée à M. le procureur-général-impérial,

Sig. TREMISOT, *C. gref.*

LETTRE

A MONSIEUR LE PROCUREUR GÉNÉRAL.

Monsieur le procureur général,

J'avais déjà été consulté, avec deux de mes collègues, par le défenseur de la veuve Bridon, sur l'accusation d'empoisonnement qui doit être incessamment soumise au jugement de la cour criminelle, et j'ai signé un mémoire sur cet objet : cependant, comme d'après les pièces que vous m'avez envoyées il m'a paru que plusieurs points avaient été négligés dans le premier mémoire, je vous envoie une nouvelle consultation, dans laquelle j'ai rapproché tous les objets qui me paraissent mériter une attention particulière. Je me suis surtout attaché à présenter mes considérations d'une manière claire et précise, afin que les personnes les moins familiarisées avec les connaissances médicales et chimiques puissent les juger et en apprécier les conséquences.

Il est des expériences simples, faciles et peu dispendieuses, que je desirerais que vous voulussiez faire répéter devant vous, pour vous démontrer combien peu les assertions des experts méritent de confiance, et combien mes doutes et mes objections sont fondés.

En effet, il s'agit uniquement de faire fondre dans de l'eau distillée quelques grains de sublimé corrosif, et d'en mettre une portion dans cinq ou six verres à pied ; et si on ajoute dans un de ces verres du carbonate de potasse, dans un autre de l'ammoniaque, etc., vous verrez aussitôt se former des précipités abondans, et qui diffèrent entièrement par leur couleur.

Si, dans cette dissolution de sublimé corrosif, on y plonge un papier de tournesol, vous le verrez aussitôt rougir ; si on en met quelques gouttes sur une lame de cuivre ou de fer, vous verrez bientôt le mercure se manifester par une tache qui disparaîtra en chauffant la lame de métal : et le résultat de ces expériences est entièrement contraire à ceux que les experts de Provins ont consignés dans leurs rapports. Ainsi la conséquence est facile à tirer.

Il est sans doute très-fâcheux de voir se renouveler si souvent des accusations de ce genre ; mais peut-on prononcer quand les preuves matérielles manquent, quand elles sont complètement détruites, et qu'il ne reste plus, pour base

du jugement, qu'un rapport informe et des expériences équivoques ou contraires aux principes
de l'art et aux faits les mieux constatés ? C'est un
objet important pour l'ordre social. Je m'en suis
occupé depuis long-temps, et je travaille actuellement à un traité de médecine légale dans lequel
je m'attache à exposer toutes les règles, toutes
les attentions que l'on doit apporter dans la visite
des cadavres et la rédaction des rapports. J'espère que cet ouvrage paraîtra dans peu, et je
desire qu'il puisse mériter votre approbation.

Il est encore un autre objet sur lequel j'ap-
pellerai votre sollicitude. La loi de l'an 11, sur
l'exercice de la pharmacie, prescrit bien les
règles à observer pour la vente et conservation
des poisons ; cependant le plus mince épicier en
vend ouvertement : et lorsque les membres du
jury médical, chargés de faire chaque année les
visites , trouvent des contraventions à la loi et
dénoncent des gens qui exercent le charlatanisme
le plus dangereux , qui vendent des poisons sous
le titre de médicamens, on ne tient aucun compte
de leurs observations, et les tribunaux ne pour-
suivent pas ou renvoient sans punition les dé-
linquants.

Je vous prie, M. le procureur-général, de vouloir bien prendre ces objets en considération :

je me ferai, dans tous les temps, un plaisir et un devoir de répondre aux demandes que vous voudrez bien me faire, et je vous prie d'agréer l'assurance de tous mes sentimens.

Signé **CHAUSSIER.**

J'aurais pu ajouter plusieurs autres considérations sur le rapport, mais le temps pressait; et d'ailleurs j'ai cru en avoir dit assez, sinon pour dissiper toute incertitude, au moins pour éveiller l'attention sur l'objet essentiel.

Paris, 18 juillet 1810.

CONSULTATION

MÉDICO-LÉGALE

SUR UNE ACCUSATION D'EMPOISONNEMENT.

PIERRE BRIDON, de Provins, âgé de......, marié depuis quelques mois, et contre le gré de ses parens, à une jeune femme dont la conduite avait donné lieu à divers propos publics, tombe malade le 22 février dernier. Il est visité dès le lendemain par un médecin de la ville, qui lui donne chaque jour des soins assidus; et après avoir éprouvé des vomissemens, des douleurs intestinales, des évacuations alvines abondantes, et différens symptômes dont le détail ne m'a pas été donné, Pierre Bridon meurt le 28 février, c'est-à-dire sept jours après le commencement de sa maladie.

Des doutes s'élèvent aussitôt sur les causes de cette mort; le bruit public se répand que Bridon a été empoisonné. Quatre experts (parmi lesquels se trouve le médecin qui a vu tous les jours le malade) sont nommés juridiquement pour pro-

céder à l'examen, à la visite du cadavre ; et d'a-
près les diverses altérations qu'ils ont trouvées
dans le gosier, l'estomac, l'intestin, d'après
l'examen qu'ils ont fait d'une liqueur qui s'est
trouvée dans l'estomac, ils concluent de la manière la plus affirmative *que Bridon a succombé
par l'effet du sublimé corrosif;* et ils ajoutent
que l'état du corps, le résultat des recherches
chimiques, la mort trop prompte d'un chien
(auquel ils avaient fait prendre quatre gros de
cette liqueur), *leur font penser que le défunt
en avait encore pris peu de temps avant sa
mort.*

Si, pour établir son jugement, on se bornait
seulement aux apparences, aux bruits publics,
sans doute on n'hésiterait pas à adopter la conclusion des experts; mais trop souvent les apparences sont illusoires, et peuvent conduire aux
résultats les plus fâcheux. L'homme sage ne se
borne pas aux vraisemblances; il ne s'arrête point
aux propos populaires; il ne prononce que d'a-
près une conviction intime, toujours fondée sur
la démonstration, sur des faits incontestables.
Ecartons donc toutes les circonstances accessoires, examinons avec impartialité si dans le
rapport des experts on trouve des preuves certaines d'empoisonnement, si les différentes ex-

périences qui sont consignées dans le rapport démontrent la présence du sublimé corrosif, si les altérations qu'ils ont observées à l'ouverture du cadavre suffisent pour constater l'existence du sublimé corrosif, ou d'un autre genre de poison.

§. I.

Les expériences consignées dans le rapport des experts démontrent-elles l'existence du sublimé corrosif?

Avant d'entrer dans l'examen de cette question, qui, dans le cas actuel, devient la première et la plus importante, il est nécessaire de rapporter qu'à l'ouverture du corps les experts ayant remarqué que *l'estomac était très-distendu et contenait une certaine quantité de liqueur*, ils la recueillent d'abord dans un flacon, ils lavent ensuite l'estomac avec de l'eau distillée, et ils conservent dans un autre flacon l'eau qui a servi à cette lotion : c'est sur ces deux liqueurs que les experts ont fait les expériences d'après lesquelles ils assurent si hardiment que Bridon a succombé par l'effet du sublimé corrosif..... Ainsi, pour apprécier ces conclusions, il faut suivre avec beaucoup d'attention les procédés employés par les experts.

Le liquide contenu dans l'estomac, disent les experts, *a une couleur d'un jaune vert ; il contient beaucoup de particules de membranes muqueuses ; on n'y voit aucune trace d'alimens ; il n'a aucune odeur :* et en le dégustant, *ils y trouvent une saveur sensiblement styptique et métallique.* La quantité de ce liquide, ajoutent les experts, était de trois onces deux gros ; ils en mirent de côté quatre gros, afin de pouvoir en faire l'essai sur un animal vivant : ainsi la quantité de ce liquide se trouva réduite à deux onces six gros. Ils l'étendirent dans le double d'eau distillée ; et après avoir filtré, ils l'employèrent aux différentes expériences qui sont consignées dans le rapport, et que nous allons examiner successivement.

1.º Ils versent dans une portion de cette liqueur de la dissolution de *carbonate de soude*, et ils n'obtiennent aucun résultat, c'est-à-dire aucun précipité ou changement sensible.

2.º Ils n'en obtiennent pas davantage en versant de *l'ammoniaque* sur une autre portion de la liqueur.

3.º Avec le *prussiate de potasse*, ils n'ont obtenu aucun précipité.

4.º La dissolution de potasse caustique ne leur a aussi présenté rien d'extraordinaire ; ce qui sans doute veut dire qu'il n'y a eu dans la liqueur aucun changement, aucune altération remarquable ou perceptible aux sens.

Or ces quatre expériences sont assurément bien propres à inspirer des doutes très-fondés sur la justesse de la conclusion des experts. En effet, il est généralement reconnu que la solution de sublimé corrosif fournit plus ou moins promptement, par l'addition des quatre réactifs qui ont été employés, des précipités abondans et très-remarquables. Formé par la combinaison du mercure suroxydé avec l'acide muriatique, le sublimé corrosif se décompose facilement par un grand nombre de substances, et surtout par les alkalis ; il fournit sur-le-champ un précipité qui est fauve avec le carbonate de soude, blanc avec l'ammoniaque, brunâtre avec le prussiate de potasse, jaunâtre avec la potasse ; et ces précipités, recueillis, séchés et frottés sur une lame de cuivre rouge décapée, y produisent une tache qui fait reconnaître sur-le-champ la présence du mercure.

D'après ces considérations, il faut donc nécessairement conclure, ou que les expériences sont incomplètes, peu exactes, ou que la liqueur examinée par les experts ne contenait point de sublimé corrosif, puisque, comme ils le disent expressément, ils n'ont obtenu aucun changement ou précipité par les quatre réactifs qu'ils ont employés.

La conclusion que nous tirons acquiert un nouveau degré de force par le résultat d'une autre expérience que les experts ont faite et répétée plusieurs fois et de différentes manières. *Ils ont soumis une portion de la liqueur à l'action du feu; la fumée leur a offert une couleur épaisse, une odeur empyreumatique qui n'a rien de l'ail.* Ils répètent *le même procédé pour exposer à la fumée une lame de cuivre , et ils n'obtiennent rien.* Enfin, dans un troisième essai, ils font évaporer à siccité une partie de la liqueur; mais, ajoutent-ils, la préparation a été trouvée *réduite , et même un peu brûlée.* Cependant ils en projettent sur une pelle rouge, et elle leur donne une odeur animale, une fumée épaisse, qui cependant n'a rien produit sur deux lames, l'une de cuivre, l'autre de fer, qui y ont été exposées.

Or il est certain que le sublimé corrosif, projeté sur des charbons allumés ou sur une pelle rouge, produit une fumée blanche, légère, qui a une odeur vive, piquante, et qui forme sur des lames de cuivre ou de fer qui y sont exposées une tache bien propre à faire reconnaître la présence du mercure : ainsi, comme dans les expériences la liqueur trouvée dans l'estomac a fourni une fumée épaisse qui avait l'odeur em-pyreumatique animale, qui n'a produit aucun changement sur des lames de cuivre ou de fer qui y ont été exposées, il faut encore conclure de cette expérience que la liqueur contenue dans l'estomac ne contenait point de sublimé corrosif, mais spécialement une substance animale qui a été caractérisée par l'odeur particulière et empy-reumatique, si facile à reconnaître et si bien désignée par les experts.

Remarquons aussi que le sublimé corrosif peut se dessécher, se volatiliser, mais non pas se brûler ou se charbonner, comme cela est arrivé dans ce cas.

Les experts ajoutent, dans un autre endroit de leur rapport, que la dissolution de muriate d'ammoniaque n'a produit aucun changement dans la liqueur. Mais cette expérience ne peut rien prouver ; car on sait que la dissolution de muriate d'ammoniaque s'unit à différentes sub-stances salines sans les décomposer.

Les seules expériences sur lesquelles les experts paraissent s'appuyer pour assurer la présence du sublimé corrosif, sont au nombre de trois :

1.º L'eau de chaux a formé avec la liqueur un précipité jaune.

2.º Par le sulfure de potasse, la liqueur se trouble, devient opaque, et, au bout de quelque temps, on y voit des points noirs se former, se détacher, et enfin se déposer.

3.º La dissolution de cuivre par l'ammoniaque a produit un précipité blanc.

Mais, en examinant attentivement ces expériences, on reconnaîtra facilement qu'elles sont insuffisantes, illusoires, et ne peuvent fournir une preuve incontestable.

En effet, la couleur de la liqueur trouvée dans l'estomac était d'un jaune vert, comme l'ont expressément remarqué les experts ; il n'est donc point surprenant que l'eau de chaux versée dans cette liqueur ait pris une teinte jaunâtre, et qu'il s'y soit formé un précipité de même couleur : on doit même remarquer que, quand le sublimé corrosif est étendu dans une grande quantité d'eau, le précipité qu'il forme avec l'eau de chaux, au lieu d'être jaune, est blanc et très-léger. Ainsi, comme les experts avaient délayé avec le double de poids d'eau distillée la liqueur trouvée dans l'estomac, le précipité qu'ils ont obtenu avec l'eau de chaux aurait dû être blanc, s'il y eût eu du sublimé corrosif.

Les résultats obtenus par l'addition du sulfure de potasse ne sont pas plus concluants; car, porté dans quelques liqueurs qui contiennent des substances extractives et colorantes, le sulfure de potasse y produit également des précipités noirâtres; D'ailleurs, comment concilier cette expérience avec l'essai du prussiate de potasse, qui, suivant les experts, n'a produit aucun changement dans la liqueur?

Il en est de même du précipité que l'on dit avoir obtenu par l'addition de la dissolution ammoniacale de cuivre.

D'ailleurs, remarquons-le bien, ce n'est que par l'ensemble des propriétés que l'on peut reconnaître et distinguer les corps les uns des autres : ainsi il ne suffit pas qu'un métal ait de la malléabilité, de l'éclat et la couleur jaune, pour dire que c'est de l'or; mais il doit présenter toutes les qualités qui caractérisent l'or. Il en est de même dans ce cas; il ne suffit pas que la liqueur trouvée dans l'estomac forme un précipité avec l'eau de chaux et le sulfure de potasse, pour en conclure qu'elle contient du sublimé corrosif; mais il aurait fallu que toutes les expériences s'accordassent pour pouvoir en tirer une conséquence juste; il aurait fallu surtout démontrer dans les précipités la présence du mercure.

Nous devons ajouter que l'on a négligé dans cet examen les expériences les plus simples et les plus importantes. Pourquoi les experts, qui n'ont pas craint de déguster la liqueur trouvée dans l'estomac, ne se sont-ils pas assurés si elle était acide ? Pourquoi n'y ont-ils pas instillé quelques gouttes de nitrate d'argent, qui aurait sur-le-champ fait reconnaître l'acide muriatique ? Pourquoi n'en ont-ils pas mis quelques gouttes sur des lames de cuivre rouge, de zinc ou de fer, qui auraient sur-le-champ démontré la présence du mercure, et par conséquent la composition du sel.

Il est aussi une autre considération qui mérite une grande attention dans le cas actuel : la solution de sublimé corrosif dans de l'eau a une saveur âcre et si désagréable, qu'un sixième de grain, mis dans deux onces d'eau, est quelquefois rejeté par les malades auxquels on prescrit cette préparation. Si donc on eût fait prendre à Pierre Bridon, et à différentes fois, comme semblent l'insinuer les experts dans leur rapport, une solution un peu chargée de sublimé corrosif, cet homme ne se serait-il pas plaint au médecin, qui le voyait tous les jours, de la saveur désagréable des boissons ou tisanes qu'il prenait ?

En rapprochant toutes ces considérations, il

est donc certain que les expériences consignées dans le rapport, loin de démontrer l'existence du sublimé corrosif, tendent entièrement à prouver le contraire.

Quant à l'expérience que l'on a faite de donner à un jeune chien quatre gros de la liqueur trouvée dans l'estomac, on n'en peut tirer aucune conséquence précise : en effet, ce n'est, comme nous l'apprennent les experts, que par de grands efforts, et en mettant dans la gueule de l'animal un entonnoir, qu'on a pu lui faire avaler cette liqueur; et ceux qui ont l'habitude de faire des expériences sur les animaux vivans savent très-bien que, dans les mouvemens d'une déglutition forcée, une partie du liquide que l'on veut faire avaler passe quelquefois dans la trachée-artère, et fait périr l'animal en peu de temps, sans que l'on puisse soupçonner l'effet du poison.

Cette opinion paraît d'autant mieux fondée, que, dans leur rapport, les experts disent expressément que l'animal rendit beaucoup de mucosités , que le larynx et la trachée étaient enflammés , et les poumons parsemés de taches rouges et noires.

Remarquons aussi qu'une substance qui est un poison pour une espèce d'animal ne l'est pas de même pour une autre espèce; que quelquefois la maladie produit dans les liqueurs une altération telle , que le simple contact de ces liqueurs devient un virus, un poison plus ou moins prompt et dangereux.

Ainsi, de quelque manière qu'on veuille envisager le rapport des experts, ni les expériences chimiques qu'ils ont faites pour reconnaître la nature et la composition de la liqueur trouvée dans l'estomac, ni les expériences qu'ils ont faites sur un jeune chien, ne prouvent l'existence du sublimé corrosif, et ne peuvent constater l'empoisonnement.

§. II.

Les altérations observées à l'ouverture du cadavre suffisent-elles pour constater l'existence du sublimé corrosif ou d'un autre genre de poison ?

Quelque grandes que soient les altérations observées dans un cadavre , elles ne peuvent servir à constater l'existence d'un poison, à moins que l'on retrouve , et que l'on démontre d'une manière positive la présence du poison. En effet, mille circonstances morbides peuvent déterminer l'érosion, la formation des escarres , des plaques noires et gangreneuses dans les viscères. Plusieurs fois, comme je l'ai déjà remarqué dans un autre cas, comme je l'ai fait voir à la Faculté de Médecine, j'ai rencontré des érosions, même des perforations à l'estomac, à l'œsophage, ou des escarres gangreneuses dans le cadavre de personnes chez lesquelles on ne pouvait soupçonner aucun poison. Quel est le médecin praticien qui n'a pas vu des hommes qui paraissaient jouir de la meilleure santé, éprouver tout à coup, et ordinairement après un repas, des vomissemens, des déjections alvines d'une âcreté si grande, qu'elles excoriaient les lèvres, et faisaient périr quelquefois en vingt-quatre heures ? Je me rappellerai toujours le cas d'une jeune dame qui, peu après un repas, fut attaquée d'une de ces affections, que l'on désigne communément sous le nom de *cholera morbus*, et qui y succomba après quelques jours. La rapidité des accidens, leur intensité, firent soupçonner un empoisonnement : à l'ouverture du cadavre, on trouva dans toute l'étendue du canal alimentaire des vestiges d'inflammation, des points gangreneux ; la vésicule biliaire était extrêmement distendue ; et cependant il fut bien constaté que la mort n'était due à aucun poison, mais était une suite naturelle de la maladie : et tel est à peu près le cas de Pierre

Bridon, dans lequel on a trouvé, comme nous l'apprennent les experts, que la vésicule biliaire était tellement gorgée, qu'elle pouvait avoir quatre pouces de hauteur sur quatre pouces de circonférence, et qu'elle contenait une bile d'une couleur très-foncée.

Qui ne sait que, dans les maladies, les liqueurs peuvent changer de composition, acquérir des propriétés nouvelles qui peuvent en imposer, soit dans l'examen par les réactifs, soit par les altérations qu'elles produisent dans le tissu des organes.

Enfin, un médecin habile, et qui jouit d'une réputation méritée, a visité pendant plusieurs jours Pierre Bridon. Il avait bien reconnu que la maladie dont il était affecté dépendait d'une irritation sur les viscères abdominaux ; mais il était si éloigné de soupçonner l'existence d'un poison, que son traitement a été borné à un purgatif laxatif, à des adoucissans, et que, même dans les derniers temps, il avait prescrit un vésicatoire, sans doute pour détourner la cause de l'irritation.

En rapprochant les différentes circonstances qui nous ont été transmises sur la nature et la marche des accidens dont Pierre Bridon a été affecté, il paraît que la cause de la mort doit être attribuée à une irritation sur l'estomac, le canal intestinal, irritation qui a été augmentée par le défaut de régime, et surtout par les alimens que le malade prit, quoiqu'on les lui eût expressément interdits.

Tout se réunit donc pour démontrer que le rapport des experts ne mérite aucune confiance; que ni les expériences qu'ils ont faites, ni les altérations qu'ils ont observées à l'ouverture, ne peuvent démontrer l'existence du sublimé corrosif, ainsi qu'ils l'avancent si hardiment. Eh! quand il se présente une cause naturelle, pourquoi chercher des causes étrangères que la raison, que les connaissances chimiques et médicales s'accordent également à rejeter!

Paris, ce 18 juillet 1810.

LETTRE

DE M. LE PROCUREUR GÉNÉRAL.

A Melun, le 14 août 1810.

MONSIEUR,

Un incident imprévu a nécessité la remise du procès pour lequel vous avez bien voulu me donner votre avis.

Les informations judiciaires me présentent tellement l'idée d'un crime, que je crois ne pouvoir me dispenser de solliciter de votre amour pour la justice un nouvel examen.

Il me semble que des motifs sur lesquels repose votre opinion il résulte que, quoique l'analyse chimique ne prouve pas suffisamment l'existence du poison, on peut croire à l'empoisonnement, s'il est prouvé que Bridon n'a eu aucune des maladies qui peuvent amener dans les humeurs une dégénérescence et une acrimonie telles, que ces humeurs puissent produire à l'intérieur les mêmes ravages que le poison.

Pour la vérification de ce fait, j'ai invité le

médecin traitant à me fournir un mémoire des-
criptif de la maladie qui a précédé la mort de
Bridon : divers obstacles m'ont empêché de l'obtenir aussitôt que je l'aurais desiré. Je m'empresse
de vous l'adresser et de vous le soumettre. Je
vous prie instamment de lui donner toute votre
attention, et de me faire connaître s'il produit
quelque changement dans votre manière de
voir.

Je prends la liberté de vous proposer person-
nellement, mais avec la réserve et la déférence
que je vous dois, quelques réflexions sur votre
consultation.

Vous observez que, si l'on eût fait prendre à
Bridon du sublimé, il se serait plaint de la saveur désagréable des boissons qu'on lui administrait.

Ne peut-on pas répondre qu'un malade, *souffrant extrêmement*, est disposé à avaler, sans se
plaindre, les boissons les plus désagréables,
quand il les croit nécessaires pour apaiser ses
douleurs et lui rendre la vie ?

Dans les mouvemens, dites-vous, d'une déglutition forcée, une partie du liquide que l'on
veut faire avaler passe quelquefois dans la trachée-
artère, et fait périr l'animal.

Il me semble que, dans cette hypothèse, l'animal doit éprouver une toux violente et opiniâtre. Le rapport des experts ne constate pas que le chien en question ait essuyé cet accident; et je me suis assuré d'ailleurs qu'il ne l'avait réellement pas éprouvé.

J'ajoute que l'introduction du liquide dans la trachée-artère n'aurait pas causé les ravages observés dans *l'estomac du chien.*

Il est vrai que cette introduction n'est pas exclusive du passage d'une partie du liquide par l'œsophage; et qu'ainsi, aux ravages remarqués dans l'estomac s'applique l'argument tiré de l'altération possible, par d'autres causes que le poison, de la liqueur extraite du cadavre de Bridon.

Soyez persuadé, monsieur, que je ne cherche qu'à m'éclairer; qu'il est aussi contraire à mes principes qu'à mes devoirs de poursuivre aveuglément un accusé, et que je n'ai jamais employé, pour soutenir une accusation, que des moyens avoués par la loi, la morale et la raison.

Si vous voulez bien m'honorer d'une réponse, je vous prie de la faire mettre à la poste le jeudi 23, afin qu'elle me parvienne le vendredi 24, jour auquel est indiquée l'ouverture des débats.

J'ai l'honneur d'être avec une considération très-distinguée,

Monsieur,

Votre très-humble et très-obéissant serviteur.

Je joins à ma lettre expédition du rapport et votre premier avis. Je vous prie de me renvoyer cette dernière pièce, avec vos nouvelles observations. Quant aux autres, je vous prie de les garder, si vous le desirez.

OBSERVATIONS

DU MÉDECIN QUI A TRAITÉ PIERRE BRIDON

DANS SA MALADIE.

Le vingt-trois février 1810, je fus appelé pour donner mes soins à Pierre Bridon, âgé de cinquante-six ans, d'une très-forte constitution, d'un tempérament sanguin : il éprouvait, m'a-t-on dit, quelques malaises depuis quelques jours ; et, si j'en crois sa femme, elle lui avait donné la veille, et à son insu, de l'émétique, qui procura beaucoup de vomissemens et d'évacuations alvines.

Le malade présentait les symptômes suivans :

Pouls petit, faible, et un peu fréquent ; respiration gênée ; langue couverte dans son milieu d'un enduit brun ; soif ; douleurs d'estomac ; plusieurs vomissemens ; selles abondantes. Le malade se tâtait souvent le pouls ; il disait qu'il le sentait peu, et qu'il battait ordinairement très-fort. Je n'allai revoir Bridon que le vingt-six.

Le vingt-six, à une visite du matin, on me dit qu'on avait donné la veille un minoratif que j'avais ordonné ; qu'il avait provoqué beaucoup de vomissemens , et qu'il l'avait fait aller beaucoup à la selle. Le malade allait et venait dans sa chambre ; il paraissait avoir l'air inquiet sur son état. Faiblesse, voix voilée, pouls très-petit, respiration un peu plus gênée qu'auparavant, soif, douleurs de ventre et d'estomac, quelques vomissemens et très-peu de selles, mal de gorge : telle était alors la situation du malade.

Le même jour, à dix heures du soir, je vis Bridon. On me dit lui avoir donné des œufs à manger , quoique je l'eusse expressément défendu. Les symptômes étaient les mêmes ; ils étaient augmentés. Ayant demandé à voir les déjections, on me répondit que le malade allait aux latrines, et qu'on avait jeté les matières des évacuations provenant des vomissemens : on ne put me dire leur couleur. Mêmes boissons.

Le vingt-sept , abattement, faiblesse, agitations très-grandes, pouls à peine sensible, respiration beaucoup plus difficile, enduit brun sur la langue, soif, plusieurs évacuations alvines que je n'ai pu encore voir, parce que, m'a-t-on dit, le malade avait été aux latrines ; douleurs très-fortes de ventre et de l'estomac, mal de gorge plus considérable. Aux mêmes boissons, que je continuai, j'ajoutai une potion calmante.

Le soir du même jour, j'appris que les symptômes étaient plus intenses : la potion n'avait produit aucun calme. Les réflexions que me fit faire pendant la journée l'état du malade, les symptômes que j'avais observés, me donnèrent le soupçon que les accidens qu'éprouvait Bridon pouvaient provenir de quelques substances étrangères corrosives prises à l'intérieur. J'ordonnai de faire prendre à grandes doses les boissons délayantes mucilagineuses, le lait, de continuer les lavemens émolliens. Il y a toujours eu insomnie.

Le vingt-huit, j'arrivai chez le malade au moment où on lui administrait un lavement : on ne put en donner que la moitié au plus, à cause de douleurs très-fortes à l'anus. Le malade vomit en ma présence, après plusieurs nausées, des matières très-foncées, vertes et sanguinolentes. Les symptômes étaient portés au plus haut degré ; point de pouls, l'artère carotide donnait des pulsations extrêmement faibles, la voix éteinte, les yeux l'étaient presque aussi, la respiration étouffée, agitations extrêmes, langue couverte d'un enduit brun, souffrances inexprimables, douleurs extrêmes de ventre et d'estomac, dénotées par les gestes de Bridon, qui portait ses mains tantôt à l'estomac, tantôt au ventre.

L'état de Bridon me paraissait désespéré. J'ordonnai une potion calmante, pour diminuer ses douleurs atroces, et un vésicatoire aux jambes, moins pour détourner l'irritation que pour satisfaire le malade, qui exigeait des secours.

Le soir, les symptômes sont des plus intenses; point de pouls, respiration extrêmement étouffée, extrémités froides, mouvemens un peu convulsifs, voix plaintive et presque éteinte, agitations extrêmes, faiblesse, syncope, mort à dix heures.

La nature des symptômes, l'absence des signes qui caractérisent une fièvre aiguë, m'ont fait juger que l'état dans lequel se trouvait Bridon avait pour cause une substance corrosive prise à l'intérieur.

Tableau comparatif des maladies qui, par leurs accidens, peuvent avoir quelque ressemblance avec la maladie de Bridon.

JE parlerai d'abord du mélœna, espèce d'hématémèse.

Dans cette maladie, il y a vomissemens d'un sang noir plus ou moins abondant, toujours accompagné d'une extrême faiblesse , de syncopes , de refroidissement des extrémités, retour de la chaleur avec pouls fort grand , le ventre est opiniâtrément resserré.

Bridon a bien vomi des matières sanguinolentes, mais il allait à la selle. Le pouls est quelquefois grand et fort dans le mélœna ; chez Bridon , au contraire, le pouls a été constamment faible et petit ; chez lui, l'irritation était portée non-seulement sur l'estomac, comme dans l'hématémèse, qui y a exclusivement son siége , mais encore sur les intestins.

La maladie qui a son siége tout à la fois dans l'estomac et dans les intestins, connue sous le nom de *cholera-morbus* , a pour symptômes caractéristiques des vomissemens de matières jaunes, verdâtres, et jamais sanguinolentes ; en même temps des déjections alvines jaunes, verdâtres ou noires, anxiétés , resserrement de ventre, cardialgie, pouls petit, inégal, concentré , contraction des membres, figure altérée et décomposée , et dans peu d'heures abattement extrême. La terminaison de cette maladie, quand elle est fâcheuse , a lieu souvent le jour même, quelquefois le lendemain, rarement conduit-elle le malade au troisième jour : donc ce n'est point le cholera-morbus qu'a eu Bridon , puisque les déjections n'ont point été fréquentes , répétées et simultanées ; elles étaient sanguinolentes. La figure n'a point été altérée ni décomposée, puisqu'à l'ouverture du cadavre la face avait conservé son état naturel, etc.

La diarrhée et la dysenterie, qui sont le résultat d'une inflammation portée sur les gros et les petits intestins, n'ayant son siége exclusif que dans ces intestins, et non dans l'estomac, je n'en parlerai point.

La fièvre ataxique , dite *maligne*, en raison de sa marche insidieuse, paraît avoir son siége particulier dans le cerveau ; aussi voit-on le trouble des fonctions intellectuelles, le délire, des lésions variées de sensibilité, de motilité, de caloricité : de là, exaltation ou diminution des sens , particulièrement de l'ouïe et du toucher, soubresauts des tendons, convulsions, distribution inégale de la chaleur, et point ou peu de vomissemens , à moins d'une complication avec la fièvre bilieuse, caractérisée par le pouls fort et fréquent; peau chaude , âcre, et brûlante au toucher ; bouche amère , langue couverte d'un enduit muqueux blanc ou jaunâtre, soif grande, épigastre douloureux à la pression, céphalalgie sus-orbitaire, sentiment de brisement dans les membres,

Quand cette maladie (fièvre maligne) se termine d'une manière fâcheuse, c'est toujours par l'effet de la congestion du cerveau, ou de l'affaissement total du système nerveux.

Les symptômes qu'a offerts Bridon n'ont rien de comparable à ceux-ci.

D'après ce tableau succinct et comparatif, il ne me reste plus qu'à parler des ouvertures de cadavres dans chacun de ces cas, et de les rapprocher de celle de Bridon.

Chez lui, tout le tube digestif, ainsi qu'il a été relaté plus au long au procès verbal, était dans un état de désorganisation extraordinaire, et offrait les traces d'une inflammation vive et générale; il était, en beaucoup de points, corrodé, sphacelé, etc., etc. La trachée-artère et les bronches étaient remplies d'une mucosité sanguinolente dont l'état était voisin de la gangrène.

Les cadavres de sujets morts du cholera-morbus n'offrent souvent aucune trace de lésions; s'il existe des altérations, elles ne sont point générales, mais partielles. (Par ce mot, altérations partielles, j'entends une altération qui a lieu dans l'une ou l'autre partie des intestins.) On rencontre, tantôt à l'estomac, ou dans l'une ou l'autre partie des intestins, des érosions, des ulcérations, des escharres ou points gangreneux, de l'inflammation ; mais la trachée-artère et les bronches ne sont point lésées, comme chez Bridon ; et, je le répète, point de ces altérations générales observées chez Bridon.

Dans la fièvre maligne, on rencontre presque constamment un épanchement séreux dans les ventricules latéraux du cerveau, quelquefois, mais rarement, des excoriations à l'estomac; si l'on trouve dans le canal intestinal des altérations, elles ne sont que partielles, etc.

Le mélœna a aussi offert, dans le cadavre des individus qui en sont morts, des lésions dans l'estomac, l'œsophage et le canal intestinal; mais ces lésions ne consistaient que dans une excoriation, une phlogose, une escharre gangreneuse dans l'une ou l'autre partie du tube alimentaire; il n'était point affecté généralement.

Quant à la dysenterie et la diarrhée, on ne rencontre le plus ordinairement, et presque toujours, des lésions que dans les intestins.

Signé **GALLOT,** *doct. méd.*

SECONDE CONSULTATION

MÉDICO-LÉGALE,

EN FORME DE LETTRE.

***

Monsieur le procureur général,

J'ai examiné de nouveau et avec la plus grande attention le rapport des experts, ainsi que le mémoire du médecin sur les différens symptômes qu'a présentés Pierre Bridon pendant sa maladie. J'ai même eu une conférence avec ce médecin, qui m'a fait l'honneur de venir me voir à Paris. Ainsi j'ai pu acquérir des connaissances plus positives sur la nature de ce cas.

Consulté d'abord par le défenseur officieux, n'ayant sous les yeux que le rapport rédigé par les experts, je m'étais spécialement attaché à relever les erreurs, les contradictions qui se trouvent dans le résultat des expériences, et, par conséquent, j'avais dû en conclure que le rapport ne méritait aucune confiance, et que, seul, il ne suffisait pas pour démontrer l'empoisonnement par le sublimé corrosif.

Mais aujourd'hui, pour répondre à la confiance que vous me témoignez, je dois examiner
l'objet dans toute son étendue; et d'après les
nouveaux renseignemens que j'ai eus, je vais,
M. le procureur général, vous développer mon
opinion toute entière, dégagée de toute considération particulière, comme si j'étais appelé
par le tribunal, et chargé de juger moi-même
cette affaire complexe et délicate.

Il me semble que, dans cette cause, on doit
distinguer trois genres ou sources de preuves,
ou moyens propres à parvenir à la vérité : 1.° celles
qui résultent des expériences qui ont été faites
par les experts sur la liqueur trouvée dans l'estomac de Pierre Bridon ; 2.° celles qui résultent
de la nature de la maladie, des accidens qu'a
éprouvés Bridon, et des altérations observées à
l'ouverture du cadavre; 3.° enfin celles qui résultent de l'instruction et des informations judiciaires. Il n'y aurait pas assurément la plus légère
difficulté à prononcer, si ces trois genres de
preuves étaient concordans; mais des fautes, des
erreurs dans les expériences chimiques, des négligences, des oublis, pendant le cours de la
maladie, dans l'exposition des accidens, et la
description des altérations observées dans le
cadavre, inspirent de la défiance, font naître

des doutes; et pour arriver à la vérité, il faut, par une discussion sévère, apprécier et ramener à leur juste valeur les procédés des experts, les observations du médecin qui a vu Bridon pendant sa maladie.

1.º L'examen de la liqueur trouvée dans l'estomac du cadavre pouvait fournir le genre de preuves le plus propre à porter la conviction; mais, comme je l'ai fait voir dans un mémoire précédent, on a négligé quelques expériences capitales, simples, faciles; et le résultat de plusieurs de celles qui sont rapportées par les experts est contradictoire aux principes de l'art, aux observations les plus constantes sur l'effet des agens chimiques. D'ailleurs, dans un cas aussi grave, pour prévenir tous les doutes, répondre à toutes les objections que l'on pourrait faire contre les assertions des chimistes, il fallait conserver dans une fiole quelques grammes de la liqueur trouvée dans l'estomac; il fallait également conserver une partie des précipités que l'on a obtenus dans les diverses expériences: mais ce genre de preuves matérielles si importantes est détruit; il ne reste maintenant que les assertions des experts, et on peut les attaquer à son gré, parce que les expériences qui leur servent de base sont défectueuses, incomplètes; parce que toutes ne sont pas concordantes. Mais écartons toute objection qui ne tendrait qu'à inspirer des doutes, augmenter l'incertitude et l'obscurité ; attachons-nous strictement à ce qu'il y a de positif dans le rapport, à ce qui paraît le plus propre à favoriser l'opinion des experts. Ainsi, d'un côté, les experts affirment avoir reconnu par la dégustation que la liqueur trouvée dans l'estomac avait *une saveur sensiblement styptique et métallique ;* de l'autre, deux de leurs expériences semblent indiquer la présence d'une substance métallique ; mais en admettant le résultat de ces expériences comme certain, on pourrait seulement en conclure que la liqueur trouvée dans l'estomac contenait une subtance âcre et métallique, mais très-assurément ces expériences ne peuvent suffire pour démontrer le sublimé corrosif, et peuvent tout au plus en former *une présomption :* quant aux diverses expériences que les experts ont faites, et qui ne leur ont fourni aucun résultat, on peut penser, ou que les réactifs qu'ils ont employés n'étaient pas purs, ou que les effets qu'on devait en attendre ont été altérés, modifiés par les humeurs qui se sont trouvées dans l'estomac.

Il en est à peu près de même de l'expérience que l'on a faite en donnant à un jeune chien quatre gros de la liqueur trouvée dans l'estomac du cadavre. J'ai déjà remarqué dans ma consultation précédente, que dans la violence que l'on avait faite à l'animal pour lui faire avaler la liqueur, une portion avait pu refluer dans la trachée-artère, et devenir ainsi la cause de sa mort. Dans cette hypothèse, dit-on, l'animal aurait dû éprouver une toux violente, opiniâtre ; et non-seulement le rapport des experts ne fait pas mention de cet accident ; mais d'après les informations que l'on a prises, l'animal ne l'a pas éprouvé ; d'ailleurs, ajoute-t-on , l'introduction du liquide dans la trachée-artère n'aurait pas causé les ravages observés dans l'estomac du chien.

Ces objections sont assurément très-sages , et méritent une attention particulière : sans doute l'introduction d'une liqueur dans la trachée-artère produit la toux, mais il faut ajouter qu'elle n'a lieu que lorsque l'animal est libre dans ses mouvemens ; or dans l'expérience qui a été faite l'animal est contraint, *on le tient droit pour empêcher des vomissemens trop subits :* aussi , remarquons-le bien, l'animal ne tousse pas, mais il suffoque , en *moins de trois minutes il jette des cris lamentables ; au bout de cinq minutes il rend par la gueule un sang écumeux ;* c'est alors qu'on l'abandonne, *et il jette beaucoup de mucosités.* Mais ces mucosités qui, selon toute apparence, étaient écumeuses, pouvaient-elles provenir d'autre partie que des poumons et de la trachée-artère ? et ces remarques, qui sont fondées sur un grand nombre d'expériences que j'ai faites dans mes leçons, n'indiquent-elles pas qu'une portion de la liqueur administrée avec violence à l'animal avait reflué dans la trachée-artère ? Enfin, quoique généralement ces sortes d'expériences soient toujours équivoques et suspectes, si on admet, comme les experts l'affirment, qu'à l'ouverture du corps ils ont trouvé que *l'estomac de l'animal est dans un état d'inflammation prodigieux*, il en résulte encore, non point une preuve, mais seulement *une présomption* que la liqueur portée dans l'estomac du chien y a agi comme substance éminemment âcre, irritante ou corrosive.

2.° L'observation des symptômes que Pierre Bridon a éprouvés pendant sept jours consécutifs, devait fournir un genre de preuves bien propre à éclairer sur la nature, sur la cause de son affection ; et cependant, il faut le dire, les points les plus importans ont été négligés ou entièrement oubliés. Le médecin soupçonne, à sa cinquième visite, *que les accidens qu'éprouve*

Pierre Bridon peuvent provenir de quelques sub-stances étrangères prises à l'intérieur, et il ne fait sur cet objet aucune question au malade ; il ne lui demande pas quelle est la saveur des bois-sons qu'on lui donne, il ne cherche pas à s'en assurer par lui-même ; et le lendemain, sixième visite, *il arrive chez le malade au moment où on lui administrait un lavement ;* il voit *qu'on ne peut en donner que la moitié au plus, à cause de douleurs très-fortes à l'anus ;* le malade vomit *en sa présence des matières très-foncées, vertes et sanguinolentes :* et il se borne à cet examen superficiel, il ne fait pas conserver ces matières rejetées ; et, *quoique le malade ait des douleurs très-fortes à l'anus,* il n'examine pas quelle est la nature du fluide qu'on a injecté ; il n'examine pas si la seringue dont on s'est servi pour admi-nistrer le lavement ne présenterait pas quelque altération propre à faire reconnaître l'existence d'une substance âcre, corrosive et métallique. Enfin il ne fait aucune question, il ne témoigne aucun doute aux personnes qui donnent des soins journaliers au malade et lui administrent les remèdes.

J'avais dit, dans ma consultation précédente, que, si on eût fait prendre à Bridon une solution de sublimé corrosif, il se serait plaint au médecin de la saveur désagréable des boissons ou tisannes qu'il prenait ; mais on oppose à cette considération, *qu'un malade souffrant extrêmement est disposé à avaler sans se plaindre les boissons les plus désagréables, quand il les croit nécessaires pour apaiser ses douleurs et lui conserver la vie.* Sans doute un malade souffrant avale sans se plaindre les boissons les plus désagréables; mais observons-le bien, c'est lorsqu'elles calment ses douleurs; et si au contraire, loin de le soulager elles augmentent ses maux, alors il s'en plaint sans cesse, en abandonne aussitôt l'usage; et comme il ne paraît pas que Bridon se soit plaint de la saveur âcre et excessivement désagréable et répugnante que produit toujours le sublimé corrosif, même à petite dose, je persiste à penser que cette considération est bien fondée et mérite, dans le cas actuel, une attention particulière.

D'un autre côté, je vois que, dans l'ouverture du cadavre, on a négligé de recueillir et d'examiner la liqueur *ou matière d'un rouge foncé qui s'est trouvée dans le rectum, qui était phlogosé et gangrené dans plusieurs parties.*

Cependant le rapprochement des différens symptômes qu'a éprouvés Pierre Bridon pendant sept jours, l'état dans lequel on a trouvé tout le canal alimentaire , depuis la bouche jusqu'à l'anus, et surtout les escharres , les érosions que l'on a remarquées à l'estomac , les lames membraneuses flottant dans le fluide ; tout assurément indique bien l'effet d'une irritation déterminée par la présence d'une substance âcre et corrosive. Mais quelle est la nature de cette substance? Provient-elle seulement d'une dégénérescence spontanée et accidentelle des humeurs, comme on l'a vu dans quelques cas d'affections bilieuses, putrides ou charbonneuses? Mais le malade ne paraît pas avoir eu cet ensemble de symptômes qui, le plus ordinairement, caractérisent ces affections ; et quand on considère que toutes les altérations sont entièrement bornées à l'étendue du canal alimentaire , et principalement à l'œsophage , à l'estomac, ainsi qu'à l'anus, à l'intestin rectum et au colon ; quand on considère aussi que le malade a éprouvé des nausées, des vomissemens, qu'il a eu de fréquentes déjections alvines, qu'il souffrait spécialement de la région de l'estomac, etc., il en résulte , non point une preuve incontestable , mais seulement une *présomption* que les divers accidens qu'a éprouvés Pierre Bridon étaient déterminés par une substance âcre et corrosive qui avait été portée dans l'estomac, et qui peut-être même aurait été introduite par la voie de l'anus sous forme de clystère ; et cette conjecture pourrait être fondée sur la nature des altérations que l'on a observées à l'anus, à l'intestin rectum ; altérations qui sont exactement les mêmes que celles que l'on a trouvées à la gorge, à l'œsophage et à l'estomac, et qui sont bien moins remarquables dans toute l'étendue de l'intestin grêle.

Si les expériences chimiques eussent démontré d'une manière incontestable que la liqueur trouvée dans l'estomac contenait du sublimé corrosif, il serait également démontré que les accidens que Bridon a éprouvés, que les altérations que l'on a trouvées dans son cadavre dépendaient de la même cause ; et par conséquent l'empoisonnement serait bien constaté : mais, comme dans l'examen chimique quelques expériences sont défectueuses, comme aucune ne fournit une démonstration complète ; enfin, comme dans l'observation de la maladie quelques circonstances importantes ont été négligées ou oubliées, les différens faits indiqués dans le rapport ne peuvent au plus être considérés que comme une *présomption* que Bridon a succombé par l'effet d'un poison âcre et corrosif qui lui a été administré. Ainsi, les deux genres de moyens qui pouvaient fournir des preuves irréfragables pour la conviction étant en partie altérés, et ne fournissant que des *présomptions* plus ou moins fortes, il ne reste plus, pour parvenir à la certitude du fait, qu'à recueillir, qu'à rapprocher les preuves qui peuvent résulter des informations judiciaires.

Vous sentez très-bien, M. le procureur général, que, n'ayant aucune connaissance des informations judiciaires, de la déposition de ceux qui ont été appelés dans cette cause, je ne puis et ne dois avoir aucune opinion sur ce point; mais s'il était acquis par l'information que du sublimé corrosif a été acheté, soit par les accusées, soit par quelqu'un de leurs affidés; si l'objet et l'emploi de cet achat n'étaient pas constatés; si par les informations on acquérait la preuve qu'il était destiné pour Bridon; que des menaces, des tentatives eussent déjà été été faites; enfin que Bridon s'est plaint à plusieurs personnes de la saveur âcre et répugnante des boissons qu'on lui a données, il me semble alors qu'il n'y aurait plus d'incertitude, et que, malgré les vices que l'on peut observer dans le rapport des experts et le narré de la maladie, il en résulterait un ensemble bien propre à former la conviction.

Je soumets, M. le procureur général, mes observations à votre sagacité, à votre prudence;

je n'ai dans cette affaire d'autre intérêt que l'amour de la vérité et de la justice : mais ici la vérité est masquée, voilée, obscurcie ; il faut, pour l'atteindre, de l'attention, de la ténacité, et pour distinguer le vrai du vraisemblable, arracher le masque à l'erreur ; il faut un concours de preuves, de circonstances, que la discussion et l'information seules peuvent établir.

Je me féliciterais, M. le procureur général, de pouvoir concourir à votre amour pour la justice et l'ordre social. Disposez de moi, je vous prie, dans tous les temps, et agréez l'assurance de mon respect.

Signé **CHAUSSIER.**

Paris, ce 23 août 1810.

LETTRE

DE M. LE PROCUREUR GÉNÉRAL.

A Melun , le 8 décembre 1810.

MONSIEUR,

J'use avec confiance de la permission que vous m'avez donnée de recourir à vos lumières. C'est encore sur le procès relatif à l'empoisonnement présumé de Pierre Bridon que j'appelle votre attention.

J'ai l'honneur de vous adresser copie de deux lettres qu'ont bien voulu m'écrire deux médecins de la capitale que j'avais consultés en même temps que vous.

Je vous prie de les examiner, et de me faire connaître quelle impression elles auront faite sur votre esprit, et si elles modifient en plus ou en moins l'opinion manifestée par la lettre que vous m'avez fait l'honneur de m'écrire le 23 août dernier.

Je pense que les auteurs de ces consultations n'ont pas de motifs pour vouloir rester inconnus ;

cependant je crois ne pouvoir pas me permettre de les nommer sans leur aveu , et l'urgence de l'examen que je sollicite de vous ne me permet pas de le leur demander. J'espère que vous ne désapprouverez pas une discrétion que la délicatesse semble m'imposer.

J'aurais pu vous communiquer ces lettres le 31 octobre dernier ; mais, tenant à honneur de vous témoigner ma reconnaissance , je desirais que vous ne pussiez pas attribuer ma visite à un autre motif.

Veuillez me faire parvenir la réponse dont je me flatte que vous m'honorerez , le 18 de ce mois au plus tard, jour auquel le procès est indiqué.

J'ai l'honneur d'être avec la plus vive estime et la plus parfaite considération,

Monsieur ,

Votre très-humble et très-obéissant serviteur ,

Le procureur général impérial près la cour de justice criminelle du département de Seine et-Marne.

CONSULTATION

DE M. DE**, SUR LE MÊME CAS.

Paris, le 21 août 1810.

M ONSIEUR ,

D'après votre invitation, j'ai examiné attentivement l'histoire de la maladie du sieur Bridon
et le résultat de l'ouverture de son cadavre.

Sa maladie a débuté, dit-on, par un malaise
qui a engagé à lui donner de l'émétique à son
insu, le 22 février 1810; il est alors survenu des
vomissemens et des selles.

Quelques jours après (le 25 février), on a
donné, d'après l'ordonnance d'un médecin, un
minoratif qui a déterminé des vomissemens et
des selles.

Le 26 février, le malade, se promenant encore
dans sa chambre, continuait à souffrir beaucoup; il avait le dévoiement, des vomissemens,
et une douleur à la gorge.

Le 27, mêmes symptômes.

Le 28, on parvint à voir la matière des vomissemens, qui était foncée, verte et sanguino-lente ; le malade témoignait sentir de vives dou-leurs dans l'abdomen, et il mourut à dix heures du soir, quatre jours après l'administration du minoratif.

A l'ouverture du corps, faite moins de vingt-quatre heures après la mort, on a trouvé toutes les membranes muqueuses, depuis la bouche jusqu'à l'anus inclusivement, dans un état d'in-flammation, de gangrène, d'érosion, etc.; de telle sorte qu'il n'y avait aucun endroit qui fût dans l'état naturel. Une partie de la portion pos-térieure de l'estomac était excoriée et presque réduite à l'épaisseur d'un parchemin. Il y avait des matières d'un rouge foncé dans le rectum, le reste du canal intestinal était vide. La rate était volumineuse, le foie sain. La vésicule bi-liaire avait quatre pouces de hauteur sur quatre pouces de circonférence; elle contenait une bile très-foncée. Le pancréas était fort rouge. Le mé-sentère, les reins et la vessie étaient dans l'état sain. La membrane muqueuse des voies aériennes était enflammée, les poumons gorgés de sang en arrière et légèrement crépitans.

Tel est, en abrégé, le résultat de l'exposé de la maladie et de l'ouverture du cadavre.

Il y a à la suite de ce rapport des recherches

chimiques qui me paraissent insuffisantes; et je n'ai pas d'ailleurs des connaissances suffisantes en chimie pour prononcer à cet égard.

La maladie du sieur Bridon et l'ouverture du cadavre annoncent une irritation très-violente de toutes les membranes muqueuses qui revêtent les voies alimentaires, depuis la bouche jusqu'à l'anus. Il y a un état un peu analogue dans la membrane qui tapisse les voies de la respiration.

Or, les voies de la respiration communiquent avec le conduit alimentaire par la continuité de la membrane muqueuse, qui, du pharynx, se porte dans le larynx et dans la trachée.

Les conduits de l'urine, savoir, les reins, les uretères, la vessie, étaient dans l'état naturel; ce qui mérite une attention particulière, parce que ces organes n'ont pas de communication directe avec le conduit alimentaire.

D'après le rapport des experts, la vésicule biliaire était très-distendue et elle contenait beaucoup de bile. Cela ne prouve pas que la maladie fût primitivement dans le foie, puisque ce viscère paraissait d'ailleurs sain; mais il est facile de concevoir que l'irritation extrême du conduit alimentaire ait réagi sur le foie, et augmenté, altéré la sécrétion de la bile, de même que cette irritation a déterminé de la rougeur au pancréas, le gonflement de la rate, etc. ; car tous ces viscères ont un rapport direct avec les voies digestives.

La maladie à laquelle a succombé Bridon est-elle une maladie *spontanée*?

J'ai ouvert au moins trois mille cadavres de sujets qui ont succombé à diverses maladies *spontanées*. J'ai décrit les lésions intérieures ; et quoique j'aie trouvé chez divers individus les unes ou les autres des lésions observées chez le sieur Bridon, je n'ai rencontré dans aucun la réunion des lésions mentionnées dans le rapport de l'ouverture du cadavre de Bridon.

Je ne connais aucune maladie *spontanée* qui produise la réunion des altérations des organes observée dans le cadavre de Bridon.

La *fièvre jaune* est, de toutes les maladies qu'on a décrites, celle qui produit les altérations organiques les plus analogues à celles observées chez Bridon ; mais elles ne sont jamais aussi étendues, et les symptômes qu'a éprouvés Bridon ne ressemblent pas à ceux de la fièvre jaune.

Le *cholera-morbus* est une maladie qui occasionne des vomissemens, des selles, des douleurs abdominales atroces, des convulsions, des crampes dans les membres, et quelquefois une mort prompte. Mais cette maladie ne survient ordinairement que dans les mois les plus chauds ; elle détermine surtout des évacuations bilieuses ; et quand elle entraîne la mort, on ne trouve pas un état de phlogose dans les voies aériennes, et un état d'inflammation, d'excoriation et de gangrène dans toute l'étendue du conduit alimentaire. On n'a qu'à chercher dans tous les recueils d'observations bien faites, et on se convaincra de ce que j'avance ici.

La *fièvre ataxique*, même lorsqu'elle est compliquée avec la fièvre bilieuse, ne produit ni *les symptômes*, ni *les lésions organiques* observés chez le sieur Bridon.

La *dysenterie* détermine l'inflammation de la membrane muqueuse des intestins, et non point de l'estomac et des voies aériennes.

Le *mélœna* est une maladie symptomatique, presque toujours occasionnée par le squirre de l'estomac, affection qui n'a aucun rapport avec la maladie du sieur Bridon.

L'*hématémèse* et l'*hémorrhagie intestinale* sont deux maladies dans lesquelles les membranes du conduit alimentaire deviennent rouges ; mais ces membranes sont alors épaissies, et il n'y a pas excoriation, gangrène, amincissement, etc. Et, dans ces cas, l'œsophage, le pharynx, la luette, etc., ne sont ni enflammés, ni gangrenés.

Quelle est donc *la maladie* à laquelle a succombé le sieur Bridon?

Je ne pourrais point le décider; car, pour *affirmer* qu'il est mort par l'effet d'un *poison*, il faudrait, qu'on eût retrouvé des portions de ce poison.

Mais je dois observer qu'on peut succomber par l'effet d'un poison sans qu'il en reste aucune portion; car le poison peut avoir été entièrement rendu par les évacuations, et les lésions qu'il a occasionnées peuvent cependant déterminer la mort. On ne trouve alors dans le cadavre aucun reste du poison.

Le défaut de preuves, relativement aux restes du poison, ne suffit donc pas pour assurer qu'il n'y a pas eu d'empoisonnement; aussi je me garderai bien d'affirmer que Bridon n'est pas mort empoisonné, mais *je n'assurerai pas non plus qu'il est mort empoisonné.* Je pense seulement qu'il y a une assez grande probabilité d'empoisonnement pour que la justice fasse toutes les perquisitions que la prudence exige.

Je crois devoir encore placer ici parallèlement les symptômes et l'état des lésions organiques de Bridon, à dater du 25 février, et ceux d'un sujet mort d'empoisonnement bien constaté et parfaitement décrit. La maladie de Bridon a duré plus long-temps, et les lésions organiques ont été plus intenses; il y a d'ailleurs, comme on le verra, beaucoup d'analogie.

JOURNAL

De Médecine, Chirurgie et Pharmacie, an 10 de la république. Tom. 4, p. 13 et suiv.

Arsenic avalé à 11 heures du matin, et à grande dose.

A 7 heures du soir, vomissemens, *la malade étant levée....* Les vomissemens se répétèrent et devinrent sanglans.

Pouls petit, inégal et irrégulier, très-fréquent, douleurs d'estomac et de ventre.

A deux heures et demie du lendemain matin, toujours à peu près même état.

Vomissemens, deux selles, cris, agitation, contorsion des membres, froid du visage, des mains et des avant-bras.

BRIDON.

Le 26, *étant encore levé.*

Vomissemens et selles.

Pouls petit. Douleurs de ventre et d'estomac le 27.

Vomissemens et selles, très-grande agitation, douleurs à l'estomac, aux intestins, à la gorge, pouls à peine sensible.

A trois heures le froid augmente, le pouls est insensible. A quatre heures, les bras sont comme morts. A cinq heures, visage glacé, pouls insensible, râle et mort.

Le 28, douleurs abdominales atroces, membres froids, vomissemens verts et sanguinolens, pouls insensible. A dix heures du soir, faiblesse extrême, syncope et mort.

OUVERTURE.

Poumons extraordinairement gorgés de sang dans les deux tiers de leur volume, surtout en arrière.

Les parties antérieures rougeâtres et remplies d'air.

Cœur sain.

Rate et foie très-gorgés de sang.

Surface des intestins rougie dans quelques points.

Estomac ayant à l'intérieur une couleur noirâtre, avec des taches d'un rouge plus ou moins foncé, et des plaques entièrement noires.

L'épiderme de la mem-

OUVERTURE.

Poumons engorgés, particulièrement à leur partie postérieure.

Ils sont légèrement crépitans, c'est-à-dire ils contiennent de l'air.

Cœur sain.

Rate très-volumineuse, foie très-volumineux, d'un rouge un peu brun.

Membrane externe des intestins phlogosée (rougie).

Estomac phlogosé, sphacelé, aminci dans une portion de sa partie inférieure et postérieure.

La membrane muqueuse

brane muqueuse avait été entièrement enlevé, mais il n'y avait aucune érosion profonde.

était enlevée, puisque l'estomac était excorié en bas et en arrière, et presque réduit à l'épaisseur d'un parchemin.

Dans cette comparaison, je n'ai relaté que ce qui est commun; mais il n'y avait dans le sujet empoisonné aucune autre trace de poison récent que celles qui sont ici désignées, et le poison trouvé dans l'estomac.

Vous voyez combien ces deux affections ont de rapport, soit dans leurs symptômes, soit dans les désordres observés dans l'estomac. Mais la maladie de Bridon a duré plus long-temps, et les symptômes ont été moins violens; tandis que les lésions intérieures ont été bien plus grandes chez Bridon que dans l'autre sujet.

Tout cela ne prouve pas que Bridon soit mort empoisonné; mais les probabilités d'un empoisonnement me paraissent l'emporter sur les probabilités d'une autre maladie.

Tel est, Monsieur, le résultat de l'examen que vous m'avez fait l'honneur de me demander. Si je ne vous parle pas plus affirmativement sur ce sujet, c'est qu'il m'est impossible de connaître toutes les maladies qui peuvent survenir spontanément, et qu'il serait impardonnable à un homme de l'art d'assurer ce qu'il ignore, surtout dans une circonstance aussi importante. Mais on ne peut jamais assurer qu'il y a eu empoisonnement, lorsqu'on ne trouve pas des restes du poison.

CONSULTATION

SUR LE MÊME CAS, PAR M. ***.

A M. le procureur général impérial près la cour de justice criminelle du département de Seine-et-Marne.

Monsieur le procureur général impérial,

Pour répondre, autant que mes faibles moyens me le permettent, à la marque de confiance que vous avez bien voulu m'accorder, j'ai examiné, avec toute l'attention dont je suis susceptible, les pièces relatives à l'empoisonnement présumé de Pierre Bridon, et qui m'ont été remises le 16 de ce mois à midi. Je m'empresse de vous faire part des résultats de mes recherches.

Pierre Bridon est-il mort par l'action d'un poison? et, *dans cette supposition, quelle est l'espèce de poison qui a décidé sa mort?* Telle est la question principale qu'il importe de résoudre.

Pour y parvenir, s'il est possible, je diviserai mon travail en quatre parties. Dans la première,

6

j'examinerai les faits relatifs à la maladie du défunt. Dans la seconde, j'apprécierai l'état qu'a présenté son cadavre. Dans la troisième, je m'occuperai des inductions que l'on a tirées des propriétés physiques et de l'analyse chimique des substances trouvées dans l'estomac de Pierre Bridon. Dans la quatrième enfin, je réunirai ces différentes données pour les mettre en parallèle avec les faits et les objections qui semblent les contredire.

PREMIÈRE PARTIE.

Les symptômes qu'a éprouvés *Pierre Bridon* pendant sa maladie, depuis le 23 jusqu'au 26 février 1810, s'accordent également avec l'action d'un poison irritant, et avec le développement d'une affection gastrique grave. Aussi le médecin est-il resté jusqu'au 26 sans revoir son malade.

Du 26 au 27, tout change d'aspect. Déjà le 26 les signes qui dénotent un état inflammatoire des organes de la digestion prennent un caractère plus tranché ; la petitesse du pouls surtout, compagne presque constante des inflammations intestinales, la soif, les douleurs de ventre et d'estomac, la gêne dans la respiration, confirment ce diagnostic ; l'altération de la voix, le mal de gorge et les vomissemens font entrevoir que l'inflammation affecte, outre l'estomac, les organes de la déglutition.

Le 27, ces mêmes symptômes, loin de céder aux moyens employés, augmentent d'intensité.

Le 28, la maladie offre les caractères indubitables de la phlogose intestinale parvenue à son comble, et du sphacèle. Le malade expire.

Ces divers accidens peuvent-ils et doivent-ils être attribués à l'action d'un poison? Cette question me semble avoir été résolue d'une manière satisfaisante par le médecin traitant, surtout lorsqu'on rapporte ses raisonnemens aux données ultérieures de l'acte d'expertise médico-légale. Il est, en effet, deux maladies, l'entérite spontanée et le choléra-morbus ou *trousse-galant*, dont la nature et la marche des symptômes ont une grande analogie avec les accidens que produit l'ingestion d'un poison irritant. C'est à ces mêmes maladies que je vais surtout m'attacher; car quant au mélœna, à la dysenterie, la diarrhée et la fièvre ataxique, le docteur Gallot a très-bien prouvé qu'elles ne pouvaient être confondues avec les effets d'un poison.

Il est facile de concevoir pourquoi l'inflammation de l'estomac et des intestins résultante de cause interne peut produire des effets semblables à ceux que déciderait un poison irritant. Dans les deux cas , il y a affection d'un même système d'organes ; dans les deux cas, il y a inflammation. Mais c'est en pareille circonstance que l'étiologie ou la connaissance des causes des maladies peut, sinon dissiper complètement, au moins éclairer l'obscurité qui couvre la symptomatologie. Ainsi, pour en venir au fait particulier qui nous occupe, peut-on raisonnablement attribuer à autre chose qu'à l'ingestion d'un poison quelconque les accidens qui ont accablé l'infortuné *Pierre Bridon? Symptomata sine causâ advenientia*, dit CARDAN, (De Venenis, lib. II, cap. IV), *venenum assumptum indicant. Pierre Bridon*, était bien constitué , le médecin instruit qui l'a traité ne fait mention d'aucune cause qui aurait pu provoquer un état aussi sérieux. Il n'est question, par exemple, d'aucune constitution épidémique inflammatoire, d'aucune irritation métastatique, d'aucune irritation vermineuse , etc. Ajoutons à ces considérations la présence des signes qui dénotent non-seulement une phlogose intense du canal intestinal , mais encore un état pareil et *simultané* de l'œsophage ainsi que des autres organes de la déglutition , et il nous restera, ce me semble, peu de doute sur la nature de la cause qui a fait succomber *Pierre Bridon.* Ce doute se dissipera davantage

encore, lorsqu'en anticipant sur la seconde partie de nos recherches nous voudrons consulter
l'état du cadavre. En effet, le désordre est plus général que celui qu'on rencontre ordinairement à
la suite d'une gastrite ou d'une entérite spontanée.
Dans cette dernière maladie, l'inflammation se
borne dans la règle à quelques portions d'intestins;
les membranes séreuses y prennent une part plus
ou moins grande; souvent la phlogose n'est que
superficielle. Ici, au contraire, on aperçoit une
désorganisation extraordinaire, une inflammation vive et générale avec érosion et sphacèle,
non-seulement du tube digestif entier, mais encore des organes qui concourent à la déglutition;
même le diaphragme et les bronches ne sont
point exempts de cet état; ils sont sympathiquement affectés.

Quant au choléra-morbus, j'ajouterai peu de
chose à ce qu'en dit le docteur Gallot. J'insiste-
rai encore ici sur la nullité des preuves que four-
nirait l'étiologie à celui qui voudrait attribuer
la mort de Pierre Bridon à la maladie que je
viens de nommer; et si je ne puis convenir avec le
docteur Gallot que la marche du choléra-morbus
soit aussi aiguë qu'il le prétend, j'adopte néanmoins son sentiment sur l'absence, dans cette
maladie, des vomissemens sanguinolens; vomis-

semens qui existaient chez Pierre Bridon, ainsi que sur l'altération particulière de la face; altération qui ne s'est point présentée chez ce même individu.

Toutefois je suis forcé de convenir que les raisonnemens que je viens d'émettre ne doivent point être considérés comme généralement applicables; il peut se présenter parfois; on ne saurait trop le dire, des affections spontanées du canal digestif dont non-seulement l'appareil symptomatique, mais encore les traces cadavériques simulent l'empoisonnement au point de tromper les médecins les plus exercés. Or, puisqu'il devient impossible de déterminer d'une manière absolue les différentes anomalies que peuvent faire naître les divers modes de susceptibilité individuelle, on ne doit en conséquence prononcer qu'avec une extrême réserve, qu'avec une sorte de crainte, toutes les fois que la présence du poison dans le canal alimentaire n'a pu être constatée. Aussi n'est-ce qu'après avoir pris connaissance de l'ensemble des travaux des médecins et pharmaciens légistes qui ont opéré dans le cas présent que j'ai cru pouvoir attribuer les accidens éprouvés par Pierre Bridon à l'action du poison (1).

____

(1) J'avoue que la plupart des symptômes causés par

SECONDE PARTIE.

Les inductions que je viens de tirer de la nature et de la marche des symptômes qui se sont manifestés chez Pierre Bridon se fortifient particulièrement des phénomènes suivans remarqués sur son cadavre : poumons engorgés et d'un rouge brun approchant du noir ; érosion de l'œsophage dans sa partie supérieure ; inflammation moindre dans sa partie moyenne ; état presque gangreneux de la partie qui avoisine l'estomac ; phlogose de toute la partie interne de ce dernier viscère ; sphacèle et excoriation d'un tiers dans sa partie inférieure et postérieure depuis le cardia jusqu'au pylore ; inflammation, excoriation et sphacèle plus ou moins prononcés de tous les autres intestins depuis le duodénum jusqu'au rectum ; excoriation et destruction presque totale de la membrane muqueuse intestinale.

---

les poisons sont équivoques, et conviennent à des causes très-variées, lorsqu'on les considère séparément dans ceux qu'on soupçonne avoir été empoisonnés : mais la réunion ou l'ensemble de ces mêmes signes n'a pas ce défaut ; qu'on les pèse collectivement, ils auront la force de l'évidence. Mahon, *Médecine légale*, tome II, page 269.

Comparons actuellement à ces principaux faits les signes cadavériques que produit un poison irritant, et tels qu'ils ont été tracés par quelques médecins légistes célèbres :

« Occurrunt in his cadaveribus, si in veneni « effectus porrò inquiritur, sparsæ canalis alimen-« torum, imprimis ventriculi, inflammationes, « sæpè etiam jam gangrænæ imminentis vel præ-« sentis signa, quæ, si externè non appareant, in « interna tamen horum cavorum superficie ma-« culæ sparsæ, erosæ, inflammatoriæ et gangræ-« nosæ, ut veneni adhærentis et fortiùs vellican-« tis signa se offerunt, tunica villosa primùm se-« cedit : si verò vehementior sit effectus, canalis « alimentorum in variis partibus mollis est, vix « resistens, facilè dilacerandus, qui adeò in pu-« tredinem transit, ut sæpè humor putridus jam « in abdomen effusus deprehendatur. » LUDWIG. *Instit. medicinæ forensis*, §. 327.

« In cadaveribus fauces inflammatæ, imò et « excoriatæ, ventriculus vel inflammatus, vel « hinc indè gangrænosus, vel tunicarum sua-« rum respectu corrugatus, ejusque vasa ex-« pansa cardia pylorusque clausi ; intestina « inflammata, gangrænosa, atque hinc indè spas-« ticè contracta ; pulmones nigri, maculati ; cor « sanguine nigro fluido repletum, nec non cutis

« undequaquè maculis lividis obsita, reperie-
« bantur. Quandoquè medicus reliquias veneni
« in humore aquoso vel sanguineo copiâ majori
« minorive natantes invenit. » METZGER, *Syste-*
ma medicinæ forensis, §. 209.

« Signa post mortem sunt : inflammatio oris,
« faucium, nisi quidem toxicum in ventriculo,
« quod partes hasce à violenta ejus actione tueri
« potest, propinatum fuerit. Inflammatio, gan-
« græna occupat præcipuè ventriculum et intes-
« tina, quæ turgere solent. Tunica villosa ple-
« rumquè hîc ibi exesa est, et maculæ plures
« rubræ, lividæ, atræ nonnunquàm et loca per-
« forata reperiuntur. In cavo intestinorum ichor
« fetidus deprehendi solet. Sphacelus etiam
« ad alia viscera extendi potest; cor flaccidum
« est, et perindè ac reliqua vasa sanguifera ma-
« jora sanguinem coagulatum continet ; non-
« nunquàm, etiam superficie cutis externa vibi-
« ces et maculæ lividæ ac nigræ apparent. »
PLOUQUET, *Commentarius medicus in processus*
criminales, §. 87.

Que l'on compare enfin ce que dit MAHON,
Médecine légale, tome 2, *page* 289 : « Je crois
« même, avec Hebenstreit, que le plus infail-
« lible des signes du poison, est la séparation du
« velouté de l'estomac. En effet, si l'on suppose

« un expert appelé pour examiner le cadavre
« d'un homme mort après un vomissement de
« sang, accompagné d'autres symptômes sus-
« pects, il est clair que, si ce vomissement vient
« de cause intérieure ou naturelle, on ne trou-
« vera dans l'estomac d'autre vestige de lésion
« que des vaisseaux dilatés ou rompus, des in-
« flammations, des points gangreneux, etc.;
« mais si l'on trouve l'intérieur de ce viscère écor-
« ché, qu'on reconnaisse des fragmens du ve-
« louté parmi les matières contenues, il paraît
« assez naturel de conclure qu'une pareille sé-
« paration n'a pu avoir lieu que par l'application
« de quelque substance corrosive ou brûlante sur
« la surface interne de l'estomac. Il n'est guère
« possible de supposer que la seule putréfaction
« puisse opérer sur ce velouté les mêmes effets
« qu'elle produit sur l'épiderme des cadavres;
« car les rugosités ou les plis de cette membrane
« intérieure du ventricule ne permettent pas
« cette séparation subite; et d'ailleurs l'ouver-
« ture très-fréquente de l'estomac des cadavres
« ne m'a jamais présenté de séparation du ve-
« louté produite par la putréfaction, lors même
que c ette putréfaction était très-avancée dans
« toutes ces parties. Ces observations, constatées
« par celles d'Hébenstreit, me paraissent auto-

« riser des experts à considérer ce signe comme
« le plus positif , quoique d'ailleurs on puisse
« concevoir que, dans certaines maladies atrabi-
« laires , ceux qui sont attaqués depuis long-
« temps de la maladie noire soient quelquefois
« dans le cas de présenter des faits analogues.
« Si ce cas très-rare avait lieu, on aurait à justi-
« fier l'existence de cette atrabile , soit par les
« vestiges qu'on trouverait dans l'estomac , soit
« par les considérations prises du tempérament
« du sujet et de ses maladies antécédentes. »

J'aurais pu multiplier les citations ; mais les
autorités que je viens d'indiquer suffiront pour
justifier la forte *suspicion* d'un empoisonnement
comme cause de la mort de Pierre Bridon.

Il est encore d'autres caractères cadavériques,
lesquels considérés ne seraient d'aucune valeur,
mais qui cependant, lorsqu'on les met en rapport
avec les phénomènes précités, contribuent à confirmer cette dernière opinion. Je veux parler de
l'état de santé dans lequel se trouvaient les différentes autres parties du bas-ventre qui n'ont pu
avoir de contact immédiat avec la substance irritante. En effet, le foie, la rate , même la vésicule
du fiel (quoique très-gorgée par la constriction du
canal cholédoque , suite presque constante des
empoisonnemens), les reins , la vessie, l'épiploon ,

les organes de la génération étaient sains; le pancréas seulement et une portion du diaphragme semblaient avoir participé sympathiquement à l'inflammation du canal alimentaire.

Je ne tirerai aucune conséquence des taches livides trouvées à la partie postérieure du cadavre; ces sortes de taches se rencontrent presque toujours peu d'heures après la mort.

La liquidité du sang est également un signe trop équivoque dans ce cas particulier pour qu'on doive lui vouer quelque attention, attendu que dans les empoisonnemens par des substances irritantes on le trouve tantôt dans un état de résolution, tantôt, ainsi que l'a dit plus haut *Plouquet*, dans un état de coagulation.

Il en est de même de l'état des cheveux et des ongles, dont la chûte et l'altération de la couleur ne s'observent que sur certains individus seulement, et lorsque le cadavre a été examiné à une époque plus éloignée de l'instant de la mort que cela n'a eu lieu ici.

TROISIÈME PARTIE.

J'arrive à la partie la plus importante, la plus positive des travaux des médecins légistes. C'est elle qui doit constater la présence d'une substance vénéneuse dans l'appareil digestif; sans elle, les faits et raisonnemens qui précèdent seraient de peu de valeur.

On a trouvé dans l'estomac trois onces deux gros de liquide d'un jaune vert. Ce liquide contenait beaucoup de particules de membrane muqueuse. On n'y a distingué aucune trace d'aliment solide ; il n'avait aucune odeur; son goût était styptique et métallique : quatre gros de cette liqueur ont été mis de côté pour être administrés à un animal vivant, de sorte que deux onces six gros ont été destinés à l'analyse. Examinons actuellement quels ont été les caractères chimiques qu'a présentés cette portion du liquide trouvé dans l'estomac du défunt, et qui ont déterminé les experts à y reconnaître la présence du muriate mercuriel corrosif.

Une dissolution de sulfure de potasse versée dans une portion de ce liquide, étendu dans le double d'eau distillée, l'a troublée, l'a rendue opaque, et au bout de quelque temps on y a aperçu des points noirs qui se sont déposés au fond du vase. Cette expérience répétée non-seulement sur une seconde portion du liquide, mais encore sur le lavage provenant de la partie inférieure de l'estomac, le résultat a été le même.

« Or le sulfure alcalin, disent tous les traités

de Chimie, et notamment celui de *Fourcroy*, (*Elémens d'hist. nat. et de chimie*, tome III, page 115 de la 3.ᵉ édit.) « décompose le mu-
« riate mercuriel corrosif comme les autres dis-
« solutions de mercure ; il y produit sur-le-
« champ un précipité noir qui résulte de la com-
« binaison du soufre avec le mercure.

« Le muriate d'ammoniaque n'a produit au-
« cun effet sensible sur la liqueur. Il est connu
« que le muriate d'ammoniaque ne décompose
« point le sublimé ; il contracte au contraire
» avec lui une union intime. » (*Fourcroy, ouvr. cité*, tome III, page 114.)

Le muriate de soude n'a produit aucun précipité. En effet, il ne décompose point le muriate mercuriel corrosif.

L'eau de chaux a produit sur-le-champ une
décomposition ; il s'est formé un sédiment léger
de couleur jaune. « On prépare l'eau phagédé-
« nique, dont se servent les chirurgiens pour
« ronger les chairs ; en jetant un demi-gros de
« ce sel (de muriate mercuriel corrosif) en
« poudre dans une livre d'eau de chaux ; il se
« forme un précipité jaune qui trouble la li-
« queur ». (*Fourcroy, ouvr. et pag. cités.*)

La dissolution de cuivre ammoniacal a produit
un précipité blanc. Les ouvrages de médecine

légale désignent ce réactif dans l'empoisonnement par le sublimé, et il est en effet un des
plus sensibles.

Enfin, les quatre gros destinés à être mis
en expérience sur un animal vivant, sont donnés
à un chien âgé de deux mois, de l'espèce de
caniche de forte race. En moins de trois minutes il témoigne les plus vives souffrances;
au bout de cinq minutes il rend des matières
muqueuses et sanguinolentes ; les symptômes
augmentent ; il expire au bout de vingt minutes, et son cadavre offre à peu près les
mêmes désordres que celui de Pierre Bridon.

QUATRIÈME PARTIE.

Dans les trois premières parties, j'ai particulièrement insisté sur les faits qui semblent prouver que Pierre Bridon est mort des suites d'un
poison, et que ce poison était le sublimé corrosif. Je vais actuellement réunir ces mêmes faits,
et les confronter avec ceux qui semblent en
affaiblir la certitude. Pour donner à cette partie
de mes recherches le plus de concision et de
clarté possible, je rangerai d'une part les raisons
qui militent pour l'empoisonnement, et d'une
autre part celles qui militent contre, afin de
pouvoir les balancer respectivement.

Raisons qui militent pour l'empoisonnement.	*Raisons qui militent contre l'empoisonnement.*
1.º Réunion des symptômes qui dénotent un état inflammatoire extrême et sphacéleux de tous les organes immédiats de la digestion, depuis l'arrière-bouche jusqu'à l'anus.	1.º Ces différens signes peuvent aussi être attribués à d'autres maladies, telles que le choléra - morbus, l'entérite et la gastrite spontanées, etc. (*Voyez* Fodéré, *Méd. lég.*, tome III, §. 730 — 738. Il a existé un état à peu près stationnaire des symptômes depuis le 23 février jusqu'au 26, inclusivement. Cet état stationnaire peut-il s'accorder avec l'action d'un poison aussi actif que le sublimé, lorsqu'il est donné à assez forte dose pour décider la mort ?

J'ai déjà observé plus haut que dans les inflammations intestinales provenant de causes internes, et dans le choléra-morbus, la désorganisation n'embrassait pas une aussi grande étendue que dans le cas présent, et quoique, par une dépravation des humeurs contenues dans l'estomac, le vomissement de ces liqueurs puisse occasionner des érosions de l'œsophage, ainsi que l'a observé *Morgagni (de sedibus et causis morborum,* epist. LIX, n.° 21). On voit que, dans ce même cas, les désordres n'atteignent point aussi universellement l'ensemble du canal alimentaire que chez Pierre Bridon. D'ailleurs, dans tous les exemples rapportés par *Foderé,* d'après *Morgagni* et *Paul Zacchias* (Quæst. medico.-leg.), il a toujours existé quelque cause manifeste de la maladie, et autre que le poison. Quant à l'exacerbation prompte des symptômes, et qui a eu lieu chez *Pierre Bridon* du 26 au 28 février, en conséquence le quatrième jour à peu près de sa maladie, nous ne soutiendrons pas pour le moment que ce soit à cette époque qu'on lui ait donné ou qu'il ait pris une nouvelle dose de poison : mais nous supposerons pour un instant que l'empoisonnement date du 22 février; dans ce cas n'aurait-il pas pu arriver chez cet individu ce que l'on observe dans beaucoup d'empoisonnemens, dans ceux surtout qu'en médecine-légale, on est convenu d'appeler du second degré (1), et où l'intensité de l'action

---

(1) Observatio, venena nonnulla subitò lethalia, alia autem effectuum suorum ratione tardiora esse, rationem quidem divisionis venenorum naturalis nullam suppedi-tat ; quoniam effectus vel subitaneus, vel tardus potiùs dosi majori, vel frequentiùs repetitæ, quàm veneni in-

vénéneuse se trouve ralentie, soit par la petite dose du poison, soit par les dispositions particulières naturelles ou accidentelles des premières voies.

J'ai donné mes soins l'hiver dernier à une femme qui avait pris à peu près un gros de sublimé et une once d'arsenic. Je crois, par les moyens que j'ai employés, être parvenu à convertir cet empoisonnement, qui eût été du premier degré, en un empoisonnement du second degré. Cette personne n'est morte effectivement que le neuvième jour, après avoir éprouvé la veille un mieux-être trompeur. Ainsi chez Pierre Bridon, par exemple, les œufs qu'on dit lui avoir fait manger le 26 au soir, auraient pu agir dans un sens favorable, en dégageant dans l'estomac de l'hydrogène sulfuré, et en décomposant ainsi les parcelles de sublimé qui auraient pu s'y trouver.

Toutefois ces hypothèses se trouvent à peu près renversées par l'autopsie cadavérique, et je

---

doli sit tribuenda. Usum autem hunc medicinæ forensi conciliat, ut veneficiorum in gradus tres, primum nempe, secundum et tertium classificatio divisioni huic superstrui queat; quippe qui cum classibus vulnerum lethalium tribus accuratè conveniunt. Metzger, *Systema medicinæ forensis*, § 201.

suis forcé de dire que si les accidens qui se sont manifestés chez Pierre Bridon, du 22 au 26 février, doivent être attribués à l'action d'un poison, cet infortuné en a reçu à deux reprises, c'est-à-dire une seconde fois du 26 au 28 février ; que si au contraire on veut assigner à une cause interne les accidens qu'a éprouvés le malade, du 22 au 26 février, l'empoisonnement ne doit dater que du 26 au 28 février.

En effet, puisque le 26 Pierre Bridon a mangé des œufs, et qu'à l'ouverture du cadavre on n'a trouvé aucune trace d'alimens dans le canal digestif, on ne conçoit pas comment le sublimé, très-dissoluble d'ailleurs, se serait exclusivement maintenu dans l'estomac à une époque où l'action de ce viscère n'était point encore privée d'énergie.

Il résulte de ces diverses considérations, que si, pour parler le plus rigoureusement possible, les symptômes qu'a éprouvés Pierre Bridon cadrent encore avec d'autres affections que celles que produit un poison irritant, comme, par exemple, le sublimé, ils s'accordent également avec les accidens propres à l'empoisonnement, et que la somme des circonstances doit faire pencher pour cette dernière opinion.

Raisons pour l'empoison-nement.	*Raisons contre l'empoison-nement.*
2.° L'autopsie cadavérique, qui démontre un désordre et une désorganisation dans tout le trajet du canal digestif.	2.° Ce désordre et cette désorganisation peuvent également être produits par des causes internes.

Je viens de répondre à ces deux propositions, et je dois encore le répéter, je ne connais jusqu'à ce jour aucun exemple d'une altération aussi générale, et en même temps aussi grave que celle remarquée sur le canal digestif de Pierre Bridon, et qui ait eu lieu sans l'intervention d'un poison irritant.

Raisons pour l'empoison-nement.	*Raisons contre l'empoison-nement.*
3.° La présence du poison dans l'estomac.	3.° L'analyse n'a présenté que cinq caractères propres au sublimé, savoir le goût styptique et métalique; un

précipité noir par le sulfure de potasse; un précipité blanc par le cuivre amoniacal; un précipité jaune par l'eau de chaux; enfin la nullité d'action du muriate de soude. Mais, d'un autre côté, l'ammoniaque, la potasse caustique, le carbonate de soude et le prussiate de potasse, qui auraient dû déterminer des précipités, sont restés sans action. La fumée d'une portion de la liqueur réputée vénéneuse et exposée à l'action du feu, n'a laissé aucune trace sur une lame de cuivre; une autre portion desséchée au bain de sable a, par inadvertance des manipulateurs, éprouvé un trop fort degré de chaleur pendant la dessiccation, et n'a conduit à aucun résultat quelconque. Enfin les précipités noirs, jaunes et blancs, n'ont pu être examinés ultérieurement.

L'ammoniaque, la potasse caustique, le carbonate de soude et le prussiate de potasse, n'ont produit aucun précipité. Ces divers faits m'ont paru mériter la plus sérieuse attention, et m'ont porté à entreprendre quelques expériences. Il est constant que l'ammoniaque précipite le mercure du muriate mercuriel corrosif en blanc, qui bientôt devient couleur d'ardoise, et que la potasse caustique le précipite sous forme d'oxide orangé. Il en est de même du carbonate de soude. J'ai donc voulu me convaincre si l'absence de ces précipités n'aurait pas pu tenir à la nature de la liqueur dans laquelle se trouvait dissous le sel mercuriel, et particulièrement à la présence de la bile, qui, d'après la couleur de la liqueur, devait s'y trouver en abondance. En effet, ce fluide animal, qui participe des qualités du savon, aurait pu présenter une affinité plus grande pour les alcalis, surtout pour les alcalis caustiques, que la petite quantité de sublimé qu'elle contenait. Pour me convaincre de la réalité de cette théorie, j'ai fait dissoudre un demi-décigramme (un grain) de sublimé et un gros de bile dans environ 32 grammes (une once) d'eau distillée ; j'y ai instillé plusieurs gouttes d'ammoniaque , et je n'ai obtenu aucun précipité , même après plusieurs heures de repos. J'ai fait une expérience comparative sur une même quantité de sublimé sans bile , et le précipité a eu lieu sur-le-champ. Les mêmes phénomènes se sont reproduits sur deux autres dissolutions semblables , dans lesquelles j'avais instillé une solution de potasse caustique. Une solution de carbonate de soude instillée dans une solution de bile dans l'eau distillée , et qui contenait un peu de sublimé , a louchi d'une manière presque imperceptible. Je dois observer qu'en augmentant les quantités de sublimé, la présence de la bile n'a pu empêcher la formation des précipités. Je dois enfin remarquer que les mêmes proportions de bile , de sublimé et d'eau distillée qui n'avaient point fourni de précipités , en ont offert par le sulfure alcalin , par l'eau de chaux et par le cuivre ammoniacal.

Ainsi une solution composée d'un grain de sublimé , d'un gros de bile et d'une once d'eau distillée , traitée par cinq réactifs différens , m'a présenté absolument les mêmes phénomènes que la liqueur trouvée dans l'estomac de Pierre Bridon.

J'ai entrepris une expérience semblable avec le prussiate de potasse, et je dois dire que ce sel a troublé le mélange, quoiqu'il ne contînt qu'une très-faible quantité de sublimé. A quoi peut tenir cette différence entre ce résultat obtenu par les médecins et pharmaciens qui ont été requis et entre le mien ? J'avoue que je ne puis en expliquer la cause. Dépenderait-elle d'une constitution particulière du liquide trouvé dans l'estomac de Pierre Bridon ? C'est ce qu'il est impossible de décider. Ce qui me semble le plus probable, c'est que messieurs les médecins et pharmaciens légistes auront abandonné trop tôt les liqueurs mises en expériences, et qui ne leur auront point fourni des précipités en peu de minutes. C'est cependant un défaut qu'il faut éviter lorsqu'on opère sur de très-petites quantités étendues dans un grand volume de leur dissolvant.

Mais il est un autre caractère qui manque à la liqueur suspectée ; c'est celui de n'avoir pas blanchi une lame de cuivre qui avait été exposée à sa fumée.

J'avoue qu'ici le rapport des experts laisse quelque chose à desirer ; car ils ne s'expliquent point sur la manière dont ils ont exposé la liqueur à l'action du feu : s'ils l'ont jetée sur des charbons ardens, ils n'ont pu, avec la petite quantité de sublimé contenue dans le liquide sur lequel ils opéraient, obtenir de résultat visible. Cette expérience d'ailleurs demande une très-grande exactitude, et ne réussit que lorsque la quantité de sublimé est plus considérable que celle que l'on peut présumer avoir été contenue dans le liquide. Celui-ci d'ailleurs aurait dû être évaporé doucement avant que d'en soumettre le résidu à la sublimation.

Je ne parlerai point de cette portion de liquide dont la dessiccation n'a point été soignée, ainsi qu'en conviennent eux-mêmes messieurs les experts; elle n'a conduit à aucune donnée ni pour ni contre l'empoisonnement.

Il est surtout à regretter que l'analyse n'ait pas été poussée plus loin, et qu'on n'ait tiré aucun parti des précipités, qui, quelque peu considérables qu'ils fussent, auraient pu servir à compléter jusqu'à l'évidence les preuves de la présence et de la nature du poison. On aurait pu, par exemple, introduire ces précipités avec leurs filtres et un peu de limaille de fer dans une petite cornue de verre, dans le col de laquelle on aurait fixé une lame de cuivre, et en poussant le feu, on se serait probablement convaincu de la présence du métal (1).

____

(1) Pourquoi n'a-t-on pas ratissé et lavé les autres

Je crois pouvoir conclure de ces différens faits, que le liquide trouvé dans l'estomac du défunt ayant manifesté cinq caractères essentiels du sublimé corrosif, que deux autres réactifs, et peut-être même un troisième, n'ayant pu les produire par la présence de la bile, *il y a tout lieu de croire* que le sublimé était contenu, quoiqu'en très-petite quantité, dans la liqueur extraite de l'estomac de Pierre Bridon.

Raisons pour l'empoison- *nement.*	*Raisons contre l'empoison-* *nement.*
4.º Un chien auquel on a donné quatre gros de la liqueur contenue dans l'estomac, est mort en vingt minutes. Son cadavre a présenté les divers phénomènes qui caractérisent l'empoisonnement.	Ces sortes d'expériences ne sont pas aussi concluantes qu'elles sembleraient devoir l'être au premier abord. La dépravation spontanée des liquides contenus dans les premières voies a souvent donné lieu à des accidens mortels chez les animaux auxquels on a appliqué intérieurement et même extérieurement de ces mêmes liquides.

parties du canal intestinal, surtout le duodénum ; on aurait obtenu une plus grande quantité de liquide, et peut-être en même-temps une plus grande quantité de poison ?

Je n'attache pas plus d'importance à cette éx-
périence qu'elle ne le mérite. J'ai rapporté, à la
p. 67 du *Manuel d'autopsie cadavérique*, un fait
que j'ai observé moi-même, et où un gros d'opium
donné à un chien n'a rien produit qu'une salivation : cependant des expériences faites par
d'autres médecins, prouvent qu'une dose beaucoup moindre a suffi pour procurer la mort à
ces animaux. Mon ami, M. le docteur Gilbert,
m'a dit que des doses de sublimé assez fortes,
données à plusieurs chiens dans l'hôpital des
vénériens de Paris, a décidé des effets presque
nuls sur plusieurs d'entre eux, et des effets mor-
tels sur quelques autres. D'un autre côté, les liquides contenus dans les premières voies et morbifiquement altérés, peuvent produire sur les
animaux des résultats propres aux poisons les
plus énergiques. Morgagni (*de sed. et caus.
morb. epist.* LIX, n.ᵒˢ 17 et 18) rapporte que
deux pigeons légèrement blessés par un bistouri
imprégné de la bile trouvée dans l'estomac d'un
jeune homme mort d'une fièvre tierce avec convulsions, et qu'un coq qui avait avalé une mie de
pain trempée dans ce même suc, périrent de convulsions. Je fais abstraction de la très-grande différence qui existe entre l'organisation des oi-
seaux et des mammifères ; mais je dois répéter

qu'en thèse générale les sucs contenus dans les premières voies , lorsqu'ils sont morbifiquement modifiés , peuvent produire les effets les plus délétères sur tous les animaux.

L'expérience dont il s'agit ici ne serait donc pas d'un très-grand poids, si elle ne coïncidait pas avec diverses autres données qui nous portent *à présumer* l'action d'un poison chez Pierre Bridon. Mais il faut convenir qu'examinée dans tous ses rapports avec les autres circonstances qui caractérisent le malheureux événement qui nous occupe , elle devient concluante. Elle le devient d'autant plus, que le chien sur lequel on a opéré était jeune , que , sous ce point de vue , la susceptibilité de son estomac se rapprochait davantage de celle de l'estomac humain ; que l'animal a rendu des matières sanguinolentes au bout de trois minutes ; qu'il est mort en très-peu de temps, et que l'on a trouvé sur lui à peu près les mêmes désordres que chez Pierre Bridon.

Après avoir médité, comparé et pesé les faits que présentent les rapports sur la maladie de Pierre Bridon , sur l'examen de son cadavre et des liquides que contenait l'estomac, je dois déclarer en mon ame et conscience qu'il résulte de l'ensemble de ces mêmes faits ainsi que des probabilités qu'ils présentent :

1.º Que Pierre Bridon est mort par l'effet d'un poison ;

2.º Que ce poison était le sublimé corrosif ;

3.º Qu'il n'est point sans quelque vraisemblance que Pierre Bridon ait pris de ce poison peu de temps avant sa mort, c'est-à-dire postérieurement au 26 février 1810.

Ces conclusions, je le répète, sont conformes à l'impression qu'ont produite sur moi les pièces qui m'ont été communiquées, et que j'ai profondément méditées. *Je suis homme, je puis me tromper.*

Paris, 22 août 1810.

Pendant l'impression de cette feuille j'apprends que M. MARC est l'auteur de cette consultation ; il m'a permis de le nommer, et je le fais avec plaisir ; car quoique je ne sois pas entièrement de son avis, surtout par rapport à ses conclusions, je n'hésiterai point à convenir que son mémoire est très-bien fait, et qu'il contient des observations, des expériences nouvelles qui méritent une attention particulière, et qui pourront être fort utiles dans quelques cas analogues.

TROISIÈME CONSULTATION

MÉDICO-LÉGALE

EN FORME DE LETTRE.

Monsieur le procureur général,

J'ai lu avec beaucoup d'attention les deux mémoires que vous m'avez fait passer ; et comme vous m'avez laissé ignorer le nom de leurs auteurs, mon opinion ne pourra être soupçonnée de partialité.

L'auteur du premier de ces mémoires se borne à faire l'analyse et le rapprochement des accidents que Pierre Bridon a éprouvés depuis le 22 février jusqu'au 28 du même mois, jour de sa mort ; il les compare avec les symptômes que l'on observe le plus ordinairement dans différentes maladies, telles que la fièvre jaune, la fièvre ataxique, le choléra-morbus, la dysenterie, le mélæna, l'hémorrhagie gastrique et intestinale ; et d'après cette comparaison, très-bien suivie, il déclare qu'il ne connaît aucune maladie *spontanée* qui produise la réunion des altérations observées à l'ouverture du cadavre de Pierre Bridon : cependant, malgré ces diverses considérations, il n'hésite pas à conclure *que tout cela ne prouve pas que Bridon soit mort empoisonné.* Seulement, ajoute-t-il, *les probabilités d'un empoisonnement* ME PARAISSENT *l'emporter sur les probabilités d'une autre maladie ;* mais, ce qu'il faut bien remarquer, ce n'est-là qu'une apparence, qu'une simple présomption : car, dit-il plus bas, *on ne peut jamais assurer qu'il y a eu empoisonnement, lorsqu'on ne trouve pas des restes du poison ;* et les recherches chimiques qui sont consignées dans le rapport lui paraissent *insuffisantes* pour prononcer à cet égard.

Ainsi l'avis de ce premier consultant n'éclaircit point l'objet ; il laisse le juge dans la même incertitude, dans le même embarras qui existait auparavant, il n'indique aucun moyen d'en sortir et de parvenir à la vérité. Mais au moins il ne peut induire à une erreur fâcheuse, puisque partout il se borne au doute, et qu'il l'exprime d'une manière formelle.

L'auteur du second mémoire prend un ton plus affirmatif, et son opinion exige l'examen le plus sévère. Après une discussion fort étendue des différens accidens qu'a éprouvés Pierre Bri-

don dans le cours de sa maladie, des circonstances consignées dans le rapport des experts,
relatives aux altérations qu'ils ont observées dans
le cadavre, aux expériences qu'ils ont faites avec
la liqueur trouvée dans l'estomac, aux conséquences que l'on peut en déduire, enfin après
diverses citations qui annoncent beaucoup d'éru-
dition, mais ne touchent point au véritable objet
de la question, le consultant n'hésite pas à déclarer, *dans son ame et conscience, qu'il résulte de
l'ensemble de ces faits, ainsi que des probabilités qu'ils présentent :*

« 1.º Que Pierre Bridon est mort par l'effet
« d'un poison ;

« 2.º Que ce poison était le sublimé corrosif;

« 3.º Qu'il n'est pas sans quelque vraisemblance
« que Pierre Bridon ait pris de ce poison peu
« de temps avant sa mort, c'est-à-dire postérieu-
« rement au 26 février 1810 ».

Cependant, et ce qu'il faut bien remarquer,
après des conclusions si positives, le consultant,
revenant sur ses pas, semble insinuer qu'il n'est
pas entièrement assuré dans son opinion. En
effet, ajoute-t-il en terminant son mémoire, *je
suis homme, je puis me tromper:* mais dans un
cas aussi grave, et où l'erreur peut avoir les
suites les plus funestes, ON NE DOIT PAS SE TROMPER.

Le médecin consulté par le ministre de la loi remplit ici les fonctions d'expert ; ainsi IL EST JUGE dans sa partie, et par conséquent son opinion ne doit pas être établie sur des *suspicions*, des *présomptions*, des *probabilités* plus ou moins grandes ; il ne suffit pas que ses *conclusions soient conformes à l'impression qu'ont produites sur lui les pièces qui lui ont été communiquées* ; mais elles doivent être conformes aux lois de la nature, aux observations, aux principes de l'art ; toujours aussi sa décision doit être fondée sur des preuves positives, incontestables, qui soient rigoureusement contenues, exprimées dans les rapports de visites, ou qui du moins en soient un résultat immédiat ; enfin si, d'après l'examen des différentes pièces qui lui ont été communiquées, il ne peut parvenir à une démonstration complète, s'il reste encore du doute, de l'incertitude, il faut l'exprimer d'une manière formelle, afin que le magistrat chargé de prononcer définitivement puisse rapprocher les faits, trouver dans les diverses circonstances de l'affaire les moyens propres à atteindre la vérité, et éviter une erreur à laquelle pourrait l'entraîner la décision hasardée d'un expert. Examinons donc encore une fois si l'exposé de la maladie de Pierre Bridon, si le rapport des ex-

perts suffisent pour démontrer que Pierre Bridon ait été empoisonné par le sublimé corrosif,
si l'on trouve dans ces actes des preuves certaines d'empoisonnement.

J'ai déjà traité ces objets dans ma consultation du 18 juillet 1810, et surtout dans ma lettre
du 23 août. Mais, pour pouvoir apprécier les
conclusions du consultant dont j'examine le mémoire, il faut nécessairement y revenir : cependant, pour ne pas répéter tout ce que j'ai déjà
dit, je me bornerai aux considérations qui me
paraîtront les plus importantes à l'objet.

§. I.ᵉʳ Tous les médecins qui ont été consultés
dans cette affaire reconnaissent bien dans la nature des symptômes qu'a éprouvés Pierre Bridon
l'action et l'effet d'une cause violente d'irritation,
qui était spécialement fixée dans l'estomac et le
canal alimentaire ; ils conviennent bien aussi que
la marche, l'intensité de ces symptômes, ne sont
pas entièrement conformes à ce que l'on observe
le plus ordinairement dans les affections ai-
guës de l'estomac qui naissent spontanément,
dépendent d'une cause ou prédisposition intérieure. Mais la nature n'est pas toujours uniforme
dans sa marche ; l'intensité des symptômes qui
caractérisent une maladie varie suivant le degré, le mode de sensibilité du sujet affecté.

Je pourrais appuyer cette assertion par un grand nombre de faits tirés de ma pratique ou empruntés de divers observateurs; mais ces faits sont trop généralement connus pour y insister; et comme plus d'une fois on a vu , ainsi que le remarque très-sagement M. ALIBERT (*Matière médicale*, tome 1.er, p. 408), « une indigestion , « un aliment pour lequel on aura de l'aversion..... « la rétropulsion instantanée d'une dartre vive « par l'effet d'un chagrin prompt et inattendu , « causer les mêmes symptômes que le poison le « plus vif, » on ne peut prononcer affirmativement que les accidens qu'a éprouvés Pierre Bridon dépendissent d'un poison qu'il aurait pris.

Enfin , comme le médecin qui traitait le malade soupçonna seulement à sa cinquième visite, le 27 février , *que les accidens qu'éprouvait Pierre Bridon pouvaient provenir de quelques substances étrangères corrosives prises à l'intérieur ,* et qu'il négligea alors d'éclaircir ses doutes , soit par les réponses du malade , soit par l'examen chimique des matières qui avaient été rejetées par le vomissement ou évacuées par le bas ; cette première considération , même dans le sens le plus favorable à l'opinion des experts , ne peut point fournir une preuve d'empoisonnement, mais tout au plus une simple présomption , qui , réunie aux autres considérations, peut acquérir un degré de certitude plus ou moins grand.

§. II. Les altérations observées à l'ouverture du cadavre sont si grandes, et tellement bornées à l'étendue du canal alimentaire, qu'on ne peut méconnaître l'effet d'une irritation violente ; et l'on ne conçoit pas facilement qu'elles puissent être l'effet d'une cause intérieure ou spontanée.

Mais, en admettant, comme l'avancent les experts et l'auteur du second mémoire, que *Pierre Bridon est mort par l'effet d'un poison, et que ce poison était le sublimé corrosif*, on conçoit encore moins facilement comment le sublimé corrosif aurait pu produire les diverses altérations qui sont décrites avec tant de soin par les experts. Introduit dans l'estomac, ainsi qu'on le suppose, ce poison devait nécessairement y produire les plus grands désordres ; mais comme il est continuellement délayé par les humeurs qui se secrètent, comme aussi ce sel métallique s'altère, se décompose avec la plus grande facilité, son action délétère et corrosive doit aussi diminuer progressivement à mesure qu'il parcourt les circonvolutions nombreuses du canal intestinal. Il semble donc qu'on n'aurait dû trouver aucune ou presque aucune altération à la portion de l'intestin qui est la plus éloignée de l'estomac ; et cependant, suivant le rapport des experts (voyez page 7), *l'iléon est presque entièrement gangrené, particulièrement dans sa partie inférieure....; le cœcum et le colon ; très-enflammés présentent plusieurs points gangreneux* ; enfin le rectum *est gangrené, sphacélé et excorié dans sa partie inférieure*, tandis que *le jéjunum*, c'est-à-dire la *portion moyenne* de l'intestin ; *très-enflammé*, est seulement *recouvert* (enduit intérieurement ou rempli) *de mucosités.* On ne voit pas aussi pourquoi *la membrane externe de l'intestin est phlogosée dans toute son étendue.* Ces remarques des experts semblent indiquer un genre particulier d'altération (une sorte de péritonite), et ne me paraissent pas conformes à ce que l'observation et l'expérience ont appris des effets du sublimé corrosif. Mais il est inutile d'insister sur ce point, ainsi que sur quelques autres de moindre importance qui se trouvent dans le rapport des experts ; car, quelque graves que soient ces lésions, elles ne peuvent seules fournir une preuve complète d'empoisonnement; et jusqu'à ce que l'on ait acquis par quelque moyen l'existence , l'emploi d'un poison corrosif et septique , elles ne peuvent et ne doivent être considérées que comme des probabilités. C'est aussi l'opinion de l'auteur du second mémoire :

il reconnaît, ainsi que moi, qu'*il peut se présenter parfois, on ne saurait trop le dire, des
affections spontanées du canal digestif dont
non-seulement l'appareil symptómatique, mais
encore les traces cadavériques, simulent l'empoisonnement au point de tromper les médecins les
plus exercés.*

§. III. Puisque les symptômes qu'a éprouvés
Pierre Bridon, ainsi que les diverses altérations
observées à l'ouverture de son corps ne suffisent
pas, ainsi qu'en conviennent expressément les
médecins consultés, pour démontrer l'empoisonnement, examinons donc si les expériences chimiques qui ont été faites sur la liqueur trouvée
dans l'estomac du cadavre peuvent en fournir
une preuve. L'auteur du premier mémoire, qui
paraît un médecin praticien fort exercé, n'hésite
point à dire (page 73) que les *recherches chimiques lui paraissent insuffisantes.* L'auteur du
second mémoire est d'un avis entièrement diffé-
rent ; et quoiqu'il *avance* (page 103) *que le
rapport des experts laisse quelque chose à desirer.... qu'il est surtout à regretter que l'analyse n'ait pas été poussée plus loin, et qu'on
n'ait tiré aucun parti des précipités, qui, quelque peu considérables qu'ils fussent, auraient
pu servir à compléter jusqu'à L'ÉVIDENCE les*

preuves de la présence et de la nature du poison ;
enfin, quoiqu'il reproche aux experts (page 103)
d'avoir abandonné trop tôt les liqueurs mises
en expériences , et qui ne leur auront point
fourni des précipités en peu de minutes , ce qui
est un défaut qu'il faut éviter ; .... quoiqu'il se
plaigne (page 105) de ce que l'on n'a *pas ra-*
tissé et lavé les autres parties du canal intes-
tinal , surtout le duodénum , cependant, malgré ces omissions, ces négligences , ces *dé-*
fauts, et les objections très-fondées que l'on
peut faire contre les procédés des experts, et
surtout contre leurs conclusions , il regarde
cette partie de leur rapport comme *la plus im-*
portante , la plus positive ; car , comme il le
dit très-bien (page 93), *sans elle les faits*
et raisonnemens qui précèdent seraient de peu
de valeur ; il est donc absolument nécessaire
d'examiner avec le plus grand soin les expériences consignées dans le rapport, ainsi que les
raisonnemens dont on prétend les appuyer.

J'ai dit , dans mes consultations précédentes,
que le rapport des experts ne méritait aucune
confiance ; que même, en admettant ce qui paraît
le plus propre à favoriser leur opinion , il ne
pouvait servir à constater l'empoisonnement par
le sublimé corrosif, parce que plusieurs des ex-

périences qu'ils ont faites sont entièrement contraires aux observations les plus certaines ; parce qu'aucune des expériences n'est complète, qu'aucune n'atteint le véritable but : je l'ai dit . je le répète encore aujourd'hui, et je vais tâcher de le démontrer.

Le sublimé corrosif, ou comme le nomment aujourd'hui les chimistes , le muriate de mercure suroxydé est un sel soluble formé par la combinaison de l'acide muriatique et du mercure suroxydé ou porté au dernier degré d'oxydation. Ainsi, pour constater la présence du sublimé corrosif dans une liqueur , il faut retrouver ce sel avec toutes ses propriétés , ou au moins y démontrer l'existence des deux principes qui le composent. Mais je cherche envain dans le rapport quelque expérience qui puisse démontrer ou seulement indiquer l'acide muriatique et le mercure ; et quoique pendant trois jours consécutifs (les 2 , 3 et 4 mars) les experts aient fait et répété des expériences, que par conséquent ils aient bien eu le temps de lire ce qui a été écrit sur cet objet, de penser à ce qu'ils avaient à faire, il paraît qu'ils ne se sont point du tout occupés des moyens propres à reconnaître l'acide et le mercure, car on n'en trouve aucune mention dans leur rapport. Cependant rien n'était plus simple et plus facile. Ainsi, en supposant que la liqueur trouvée dans l'estomac contînt du sublimé corrosif, il fallait 1.º à l'aide d'une baguette de verre ou d'une plume taillée, en porter une goutte sur une lame de cuivre décapée, et on aurait vu presque aussitôt se former sur le cuivre une tache brune qui, par le frottement, aurait pris la couleur blanche et brillante qui caractérise le *mercure*. 2.º Une gouttelette de nitrate d'argent instillée dans une petite portion de la liqueur y aurait produit sur-le-champ un précipité blanc, pesant, cailleboté, ce qui aurait décélé l'*acide muriatique*, et que l'on aurait encore pu rendre sensible par d'autres procédés. 3.º En mettant dans un verre de montre une certaine quantité de la liqueur, et en la chauffant doucement à la flamme d'une petite bougie, on aurait obtenu par une évaporation graduée quelques cristaux salins dont on aurait pu facilement déterminer la forme, la nature, les propriétés; et tout cela pouvait se faire dans l'espace de dix à douze minutes. Ce sont là les véritables expériences propres à reconnaître et démontrer d'une manière incontestable le sublimé corrosif, et ce sont les seules qui doivent être admises dans la pratique de la médecine légale; mais les experts les ont entièrement négligées, et se sont bornés à l'emploi de quelques réactifs.

Mais observons-le bien : quoique conseillés et décrits dans tous les traités de chimie, les réactifs n'ont jamais été considérés que comme des indices préparatoires, des moyens d'essai qui éveillent l'attention et mettent sur la voie des procédés qu'il convient d'employer pour parvenir à une analyse exacte, à la connaissance de la véritable composition du corps que l'on examine; enfin ils ne peuvent jamais fournir une preuve complète, si on n'a pas suivi avec soin les phénomènes de leur action, et surtout si, par des procédés ultérieurs, on n'a pas déterminé la nature des précipités qu'ils occasionnent; si on n'a pas reconnu, démontré d'une manière positive la base et le dissolvant qui forment la composition; et c'est là ce qui a été complètement négligé par les experts dans toutes leurs expériences.

Remarquons aussi combien ces sortes d'expériences sont équivoques, incertaines, illusoires : en effet, mille circonstances accessoires peuvent arrêter, suspendre ou modifier les résultats des réactifs les plus vantés. Ainsi, comme l'observe très-bien l'auteur du second mémoire, si on délaie un gros de bile dans une once d'eau qui tient en solution un grain de sublimé corrosif, l'addition de l'ammoniaque et de la potasse caustique n'y produiront aucun changement perceptible ; le carbonate de soude ou de potasse n'y produit qu'à la longue une légère altération. Beaucoup d'autres substances peuvent également masquer les propriétés du sublimé corrosif, empêcher l'effet ordinaire des réactifs ; quelques-unes même peuvent changer entièrement la composition de ce sel corrosif; tels sont presque tous les *decoctum*, les extraits des plantes, les *mellitum* et les sirops épais, chargés de parties extractives, tannines , etc. Cependant, quelque petite que soit la quantité de sublimé corrosif dissous dans une liqueur, il est toujours possible et facile d'en démontrer la présence. Ainsi, dans le cas actuel, en supposant que la liqueur trouvée dans l'estomac contînt du sublimé corrosif, *quoiqu'en très-petite quantité ,* comme le dit l'auteur du mémoire (page 105); en admettant que la bile mélangée avec la liqueur empêchât l'effet ordinaire de la potasse et de l'ammoniaque, il suffisait, comme je l'ai déjà indiqué, d'en instiller une goutte sur une lame de cuivre décapée pour reconnaître sur-le-champ la présence du mercure ; ou si l'on voulait obtenir des précipités par la potasse, l'ammoniaque, il s'agissait uniquement de la rapprocher par une évaporation lente et graduée. Dans le cas même où le sublimé corrosif aurait été décomposé, comme cela arrive lorsqu'on mêle ce sel avec des *robs*, des sirops extractifs, toujours on peut, par divers procédés, y démontrer au moins le mercure qui se trouve alors, tantôt en état de muriate doux, tantôt en état d'acétate ou d'oxyde gris, d'autres fois en globules métalliques d'une extrême ténuité.

Après avoir rapporté les différentes expériences qu'il a faites sur un *solutum* de sublimé corrosif auquel il avait mêlé un gros de bile, l'auteur du mémoire *croit pouvoir conclure de ces différens faits que le liquide trouvé dans l'estomac.... ayant manifesté cinq caractères essentiels du sublimé corrosif, que deux autres réactifs, et peut-être même un troisième, n'ayant pu les produire par la présence de la bile,* IL Y A TOUT LIEU DE CROIRE *que le sublimé était contenu, quoiqu'en très-petite quantité, dans la liqueur extraite de l'estomac de Pierre Bridon ;* il est donc nécessaire d'examiner successivement et avec le plus grand soin ces caractères, que l'on annonce comme *essentiels*, et qui donnent *tout lieu de croire* à l'empoisonnement.

1.º Suivant le rapport, la liqueur trouvée dans l'estomac avait une *saveur sensiblement styptique et métallique.* Mais ce caractère est commun aux dissolutions d'argent, de fer, de cuivre, de zinc, etc. Dailleurs la répugnance que l'on doit éprouver à déguster une liqueur extraite d'un cadavre n'a-t-elle pas influé sur le jugement des experts ?

2.º *L'eau de chaux* a produit un précipité *de couleur jaune.* Mais quand le sublimé corrosif est en très-petite quantité dans une liqueur, comme on le suppose dans le cas actuel, le précipité est généralement blanc ; d'ailleurs l'eau de chaux produit un précipité jaune dans une légère dissolution de sulfate de fer.

3.º *Le sulfate de potasse* a produit un *précipité noir.* Mais il en produit de semblables dans des dissolutions de plomb, de fer, et même dans quelques espèces de vins rouges et acerbes qui ne contiennent assurément pas un atôme de sublimé corrosif.

4.º *La dissolution ammoniacale de cuivre* a produit un léger précipité blanc. Mais quoi qu'en dise l'auteur du mémoire, ce réactif est très-infidèle, et produit de semblables précipités dans des eaux qui tiennent en solution des sels terreux.

5.º *La dissolution de muriate d'ammoniaque* n'a fourni *aucun résultat.* Mais cette expérience négative ne peut rien prouver ; car le muriate d'ammoniaque peut se mêler à un grand nombre de dissolutions salines ou métalliques sans y produire aucune décomposition perceptible aux sens.

Voilà donc ces cinq *caractères essentiels* qui doivent servir à constater la présence du sublimé corrosif ; les courtes observations ajoutées à chaque article suffiront, je pense, pour les réduire à leur juste valeur.

Je sais bien que les différens réactifs employés par les experts sont généralement indiqués comme des moyens propres à faire reconnaître le sublimé corrosif. Mais ces réactifs produisent dans des liqueurs d'une nature très-différente des phénomènes qui paraissent identiques au premier coup-d'œil, et on est entraîné dans les erreurs les plus graves, lorsqu'on se borne à ces apparences, à ces précipitations de diverses couleurs, et qu'on néglige d'examiner les précipités, qui seuls peuvent et doivent fournir les *caractères essentiels* de la substance que l'on recherche, comme je l'ai dit dans une de mes consultations précédentes. Sans cela, les expériences sont incomplètes, équivoques, illusoires, et les conséquences que l'on prétend en déduire ne peuvent mériter la confiance de tout homme qui sait penser et réfléchir. D'ailleurs, comme on ne saurait trop le répéter, ce n'est que par l'ensemble des propriétés que l'on peut bien reconnaître et distinguer les différens corps ou substances: une ou deux expériences deviennent équivoques et inadmissibles lorsque les autres sont contradictoires ou opposées.

A ces considérations, qui toutes sont fondées sur des faits, sur des principes généralement avoués, j'ajouterai le précis de quelques expériences que j'ai faites avec les mêmes réactifs qui ont été employés par les experts. Mais pour rendre plus sensible l'objet que je me proposais, j'ai choisi une substance très-différente du sublimé corrosif ; j'ai donc mis dans de l'eau quelques gouttes d'une dissolution de sulfate de fer.

Ainsi préparée, cette liqueur, qui se rapproche de l'eau minérale que l'on trouve à Provins, a une saveur sensiblement *styptique et métallique.* *L'eau de chaux* y produit un précipité d'un *jaune orangé* qui, à l'œil, ne diffère pas sensiblement de celui qu'on obtiendrait avec le sublimé corrosif.

Le sulfure de potasse y produit de même un précipité noir.

La *dissolution ammoniacale de cuivre* produit de même un précipité.

Enfin le *muriate d'ammoniaque* ne fournit aucun résultat.

Pour rendre ces expériences plus frappantes, j'ai mêlé à l'eau qui tenait en solution le sulfate de fer une certaine quantité de bile, et après l'avoir filtrée, j'ai obtenu par les différens réactifs employés par les experts, les mêmes résultats apparens qu'ils ont consignés dans leur rapport. J'ai aussi répété ces expériences sur une eau dans laquelle j'avais mis quelques gouttes d'une dissolution de muriate de fer, et les résultats ont été les mêmes.

D'après ces expériences, je serais donc fondé, tout aussi bien que les experts et l'auteur du mémoire, à conclure que la liqueur trouvée dans l'estomac de Pierre Bridon contenait un sulfate ou muriate de fer; et comme l'eau minérale de Provins est ferrugineuse, ne pourrais-je pas dire, au moins avec quelque vraisemblance, que Pierre Bridon, se sentant incommodé et connaissant l'efficacité de cette eau minérale dans plusieurs cas, en a fait usage dans le cours de sa maladie, et qu'ainsi la liqueur trouvée dans son estomac n'était que l'eau minérale de Provins mélangée avec une petite quantité de bile et des fluides qui se secrètent ou refluent dans la cavité de cet organe?

Sans doute on objecterait contre ce raisonnement qu'une eau minérale ferrugineuse ne
peut pas causer les accidens, les altérations qu'on
a observés chez Pierre Bridon ; mais, remarquons-le bien, l'effet des remèdes est toujours
relatif aux dispositions particulières où se trouve
l'individu. L'an passé, je fus consulté par une
jeune dame de Nogent, qui me fut adressée
par M. le docteur COLLIN. Parmi les différens
moyens que je jugeai nécessaires, je conseillai
les eaux minérales. Cette dame alla donc à Provins pour en faire usage ; mais après quelques
jours, ainsi que me l'a appris M. COLLIN, cette
dame éprouva des vomissemens, des douleurs
considérables à l'estomac, à l'intestin, qui ne
cessèrent que par l'usage continué des calmans,
des antispasmodiques, etc. Mais je m'arrête : dans
un cas aussi grave, les conjectures, les explica-
tions hypothétiques sont toujours déplacées ; il
faut des preuves positives, et la démonstration
doit être portée jusqu'à *l'évidence*, et elle manque
entièrement dans le rapport des experts ; car aucune de leurs expériences ne constate la présence du mercure : au contraire, ils nous disent
(page 18), que le résidu de la liqueur évaporée
et *essayée sur une pelle rouge, a donné une
odeur animale, une fumée épaisse qui n'a rien*

produit sur deux lames , l'une de cuivre et l'autre de fer qui y ont été exposées. Ainsi nous en avons dit assez pour faire sentir que les expériences consignées dans le rapport des experts ne peuvent former une preuve d'empoisonnement par le sublimé corrosif ; et même, en admettant tout ce qui paraît le plus favorable à leur opinion , elles peuvent tout au plus être considérées comme simple présomption ou probabilité du second genre.

§. IV. L'expérience que l'on a faite sur un chien à qui on a fait avaler avec violence quatre gros de la liqueur trouvée dans l'estomac du cadavre ne me paraît pas fournir un résultat plus certain En effet, les quatre gros de liqueur que l'on a fait avaler à l'animal contenaient au plus un ou deux grains de sublimé corrosif, et sans doute il s'en est perdu une partie dans les efforts de l'animal : or cette quantité, d'après un grand nombre d'expériences connues et souvent répétées, était trop peu considérable pour faire périr *en dix minutes un jeune chien de forte race et plein de vie.* Je suis donc très-persuadé que, dans la violence que l'on a faite à l'animal, une portion de la liqueur, comme je l'ai vu plus d'une fois, a reflué par le larynx jusque dans les poumons, ou que cette liqueur contenait un principe délétère produit par l'action morbide, qui est devenu un poison violent pour l'animal à qui on l'a fait prendre ; et les médecins praticiens ont recueilli plusieurs exemples de ces dégénérations vénéneuses des humeurs produites par la maladie. Enfin je crains beaucoup que les experts, qui paraissent peu accoutumés à faire l'ouverture du cadavre des animaux, n'aient pris pour signe d'inflammation la teinte rougeâtre que présente toujours la face interne de l'estomac et de l'intestin du chien, surtout lorsqu'on l'a fait jeûner pendant quelque temps, et qu'on l'a fatigué par des violences.

D'après ces quatre genres de considérations, je ne puis donc pas, comme l'auteur du second mémoire, déclarer que *Pierre Bridon est mort par l'effet d'un poison*, et encore moins *que ce poison était le sublimé corrosif*.

Pris séparément, ces quatre genres de considérations ne fournissent que des présomptions ou probabilités plus ou moins grandes ; ils acquièrent un peu plus de force en les rapprochant, mais ils ne forment point une preuve complète. Enfin, comme je l'ai dit précédemment, il me semble que, pour parvenir à la certitude du fait, il ne reste qu'à recueillir, qu'à rapprocher des informations judiciaires les circonstances qui peuvent résulter de la discussion ; la valeur de ce dernier genre de preuves ne peut être déterminée que par les magistrats et les jurés appelés par la loi à prononcer dans cette affaire délicate, complèxe ; et ce moyen me paraît encore incertain, entouré des plus grands dangers ; car, comme le remarque si bien FODÉRÉ (§. 634) : « On peut avoir une infinité de sémi-preuves « morales qui donnent des présomptions, mais « qui toutes ensemble ne pourront jamais faire « la preuve complète , sans exposer à chaque « instant les citoyens à perdre leur liberté : il « n'y a positivement que deux circonstances qui « en fournissent la preuve , la découverte du « matériel du crime et les symptômes manifes- « tés après qu'on a pris un breuvage ou un ali- « ment présenté par une personne suspecte : la « première circonstance est entièrement déci- « sive » : *et comme j'ai tâché de le démontrer, elle n'existe point du tout dans le cas actuel de Pierre Bridon.* « Mais la seconde, si elle n'est « appuyée de la première , peut devenir la « source d'une infinité de faux jugemens, et « ne doit être proprement considérée que « comme une simple sémi-preuve, à cause de « la facilité avec laquelle nous avons dit que « les substances les plus innocentes peuvent de-

« venir poison pour le corps humain dans des
« circonstances données. »

Telles sont, M. le Procureur impérial, les réflexions que m'a fait naître la lecture des deux
mémoires que vous m'avez envoyés. Je termine
cette longue discussion par ce dilemme si remarquable de l'illustre D'AGUESSEAU : *ou la
preuve est complète, ou elle ne l'est pas ; au
premier cas, il n'est pas douteux qu'on doit
prononcer la peine portée par les ordonnances ;
mais, dans le dernier cas, il est aussi certain
qu'on ne peut qu'ordonner le plus ample in-
formé.* Je dois aussi m'excuser d'avoir répété
quelques-unes des considérations que j'avais déjà
présentées dans mes Consultations précédentes ;
mais j'y ai été forcé par la nécessité de répondre
aux diverses remarques qui ont été faites par
l'auteur du mémoire.

Je vous prie, M. le Procureur général, d'agréer
l'assurance de tous mes sentimens.

Paris, 16 décembre 1810.

Signé CHAUSSIER.

NOTICE

Sur les moyens de reconnaître le muriate de mercure suroxydé, ou sublimé corrosif.

QUOIQUE l'on trouve dans les Mémoires précédens les principaux procédés pour reconnaître le sublimé corrosif, j'ai pensé qu'il serait utile et commode de les rappeler, de les rapprocher dans un article séparé, afin qu'en cas de besoin on pût facilement les retrouver, et en mieux juger la valeur.

I. Le sublimé corrosif, *muriate de mercure suroxygéné* ou *suroxydé*, comme le préfère M. BOULLAY. *Oxymuriate de mercure* (1), est,

---

(1) J'ai déjà remarqué, dans le recueil de mes Programmes chimiques et pharmaceutiques, que les mots *oxyde*, *oxydation*, *oxydule*, *oxygène*, et autres composés analogues, étant dirivés du grec ὀξύς *oxys*, ou *oxus*, il convenait, pour en conserver l'étymologie et la véritable valeur, de les écrire avec l'*y*, et non pas avec l'*i* simple, comme on le fait ordinairement. Dans la prononciation de ces mots on doit aussi faire sentir l'*x*. Ainsi on doit dire *oxygène*, et non pas, comme on le

ainsi que l'indiquent ses dénominations modernes, un sel formé par la combinaison du mercure porté au *maximum* d'oxydation avec l'acide muriatique; on peut le préparer par divers procédés très-connus des chimistes; mais le plus ordinairement dans les fabriques on emploie la sublimation ; et comme il est éminemment corrosif, on lui a donné le nom de *sublimé corrosif*, pour le distinguer d'une autre préparation mercurielle que l'on obtient aussi par sublimation, et que l'on avait nommé *sublimé doux, mercure doux, sous-muriate de mercure* des chimistes modernes.

II. Le muriate de mercure suroxydé se trouve dans le commerce sous forme de masses salines, blanches, compactes, hémisphériques, concaves, demi-transparentes sur leurs bords, et qui paraissent avoir éprouvé une sorte de fusion; la paroi externe de ces masses est lisse, polie, luisante ; l'interne est inégale, hérissée de petits cristaux brillans ; elles sont le plus ordinairement du poids d'un à deux kilogrammes, et paraissent composées de lames minces ou cristaux prismatiques tellement comprimés, qu'on

---

fait si fréquemment *occigène, occide*, ce qui présente à l'homme instruit des langues anciennes une origine toute différente.

ne peut en distinguer les faces, ce qui les a fait comparer à des lames de couteaux ou de poignards entassées et jetées les unes sur les autres. Mais lorsqu'on prépare ce sel par la voie humide, ou qu'après l'avoir fondu dans de l'eau, on procède à une évaporation graduée, il forme des faisceaux aiguillés très-distincts, qui, suivant *Fourcroy*, sont des parallélipipèdes obliques, dont quelques-uns sont hexaèdres.

III. Appliqué sur une partie vivante dénuée d'épiderme ou couverte d'un épiderme fin, ce sel en détruit le tissu, y produit promptement une escarre qui devient noirâtre, et est plus ou moins épaisse : fondu dans de l'eau et porté dans la bouche en petite quantité, il produit une saveur extrêmement âcre, avec stypticité métallique très-forte, très-désagréable, et un resserrement à la gorge qui persiste quelque temps. (*Sapor metallicus, austerus ingratissimus*. Plenck.)

IV. Ce sel est très-pesant, il ne s'altère point à l'air, lorsqu'il est à l'abri de la lumière et de la chaleur solaire ; si on le pulvérise dans un mortier de verre ou d'agate, il se réduit en une poudre blanche ; une petite quantité de cette poudre, projetée sur un charbon ardent, se dissipe promptement en répandant une fumée légère, blanche, d'une odeur piquante, qui irrite le nez, prend à la gorge , et excite souvent la toux. Si, après avoir projeté sur un charbon ardent une petite quantité de ce sel , on le recouvre aussitôt avec un entonnoir de verre dans lequel on aura suspendu un morceau de papier de tournesol légèrement humecté et une lame de cuivre décapée , le papier devient rouge, la lame de cuivre paraît ternie , et, en la frottant légèrement , elle prend la couleur blanche et brillante qui caractérise le mercure.

V. Il est soluble dans plusieurs liqueurs , et sa solubilité varie suivant la nature de la liqueur et le degré de température.

D'après plusieurs expériences faites par M. *Henry*, et dont il m'a remis la note, on a reconnu les proportions suivantes qui diffèrent beaucoup de celles qui sont généralement indiquées, comme le point de saturation complète.

100 grammes d'eau distillée à la température ordinaire (de 12 à 16 degrés) peuvent tenir en solution 8 grammes $\frac{7}{10}$ de sublimé corrosif....... 870 centigrammes.

100 grammes d'alcool à 22 degrés en peuvent tenir 13 gramme $\frac{6}{10}$........ 1360

100 grammes d'alcool à 36 degrés en peuvent tenir 33 grammes $\frac{7}{10}$....... 3370

100 grammes d'éther à 55 degrés
en peuvent tenir 24 grammes $\frac{6}{10}$ 2460

On a aussi reconnu que l'éther enlève à l'eau le muriate de mercure suroxydé qu'elle tient en solution ; ainsi, lorsque l'eau tient en solution une quantité quelconque de muriate de mercure suroxydé, si on y ajoute de l'éther, et si, après avoir agité le mélange pendant quelques minutes, on décante l'éther, il se trouvera chargé du sel mercuriel, et l'eau n'en contient plus que quelques atomes ; ce qui est dû encore à une petite quantité d'éther qui y est resté en solution : à son tour l'éther cède le muriate de mercure suroxydé qu'il peut tenir en solution, aux sirops, aux *robs*, aux *mellitum*, aux *décoctum* (1), ou toute autre

---

(1) Je crois devoir profiter de l'occasion qui se présente pour répondre à quelques objections que l'on a faites contre la réforme que j'ai proposée de différentes dénominations pharmaceutiques. 1.° J'ai dit, et je le répète, que, pour ne pas confondre une opération et son produit, il était nécessaire de les distinguer par une expression différente : ainsi je nomme *infusum*, *decoctum*, le produit de l'infusion ou de la décoction, les préparations qui sont faites par l'une ou l'autre de ces opérations ; et ces mots, ainsi que quelques autres analogues que j'ai proposés, quoique entièrement latins, doivent être conservés dans notre langue sans aucune altération, comme une expression technique ; chaque

liqueur chargée des parties extractives et an-
nantes des végétaux. On obtient les mêmes résul-

____

science, chaque art doit avoir son vocabulaire ; vouloir
traduire ces expressions, ainsi que l'ont proposé quelques-uns, par les mots d'*infusé*, de *décuit*, pour leur
donner une terminaison, une tournure française, c'est
entièrement méconnaître le génie de la langue, les
besoins de l'art. D'ailleurs la pharmacie est de tous les
temps, de tous les pays, et ses expressions doivent être
celles de la science, et non pas celles du pays où elle
s'exerce ; enfin, vouloir désigner sous le nom de *décuit* le
produit de la décoction, c'est présenter une idée très-
différente de l'objet que l'on veut exprimer ; car on entend
généralement par *décuit*, l'état d'une préparation qui a
perdu le degré de coction qu'on lui avait donné.

2.° Comme j'ai compris sous le titre d'*infusion* toutes
les préparations qui se font par l'affusion et le séjour
plus ou moins prolongé d'une ou plusieurs substances
dans un liquide dont la température peut s'étendre depuis *zéro* jusqu'à 80 degrés, quelques-uns, dont j'ho-
nore les talens, m'ont fait un grave reproche de confondre
ainsi ce qu'ils appellent la *macération* et la *digestion*.
Mais d'abord ces expressions empruntées de l'anatomie
sont très-improprement appliquées à la pharmacie, et
présentent à ceux qui en connaissent la valeur, des idées
bien différentes de l'objet que l'on veut exprimer. La
macération, nous dit-on, est une infusion faite à froid :
mais il y a erreur dans cette définition, et pour être
exact il faut dire que c'est une infusion faite à un

tats en le mêlant avec le suc exprimé, les eaux distillées des plantes, et même quelques substances animales ; mais, dans tous ces cas, le sel mercuriel perd plus ou moins promptement ses propriétés premières ; il est décomposé et ramené plus ou moins promptement au *minimum* d'oxydation,

---

faible degré de température, ou, plus strictement encore, à la seule chaleur de l'atmosphère ; car, sans calorique, il n'y aurait point de liquidité, et sans liquidité point de solubilité des substances extractives. Il est donc évident que ce que l'on appelle *macération* ne diffère d'une autre infusion que par le degré de température du liquide que l'on emploie ; et a-t-on besoin de dénominations différentes pour exprimer les degrés d'un même procédé ? D'autre part, ce que l'on nomme *digestion* n'est qu'une infusion prolongée à un degré de température déterminé ; il est donc au moins superflu de s'obstiner à conserver, dans la langue méthodique d'un art et d'une science aussi importante que la pharmacie, des expressions impropres, qui n'ont d'autre autorité que l'habitude et la résistance qu'apportent toujours quelques personnes à des réformes utiles. Au reste, quoi que l'on ait dit, mes remarques n'ont point été entièrement perdues ; plusieurs médecins et pharmaciens distingués et sans prévention en ont senti la justesse, et n'ont pas craint de les adopter dans leurs écrits, dans leurs leçons ; le temps et la raison feront le reste. *Voyez le recueil de mes Programmes chimiques et pharmaceutiques*, dont on trouve quelques exemplaires à Paris, chez *Barrois*.

quelquefois même il est réduit à l'état métallique, et divisé en globules d'une grande ténuité.

VI. Les *solutum* aqueux, alcooliques ou éthérés de muriate de mercure suroxydé rougissent le papier et l'infusum de tournesol; ils verdissent au contraire le sirop de violettes et le suc exprimé des pétales de cette plante; phénomène qui paraît dépendre de la couleur jaune que prend l'oxyde de mercure; et cette couleur de l'oxyde mélangée avec le bleu de la violette produit nécessairement le vert; une goutte de ces solutum portée sur une lame de cuivre décapée, y produit, après quelques instans, une tache qui d'abord est brunâtre, mais qui, par un frottement fait avec l'extrémité du doigt ou un morceau de papier, devient blanche, brillante, argentine.

VII. Un grand nombre de substances différentes altèrent ou décomposent le muriate de mercure suroxydé avec des phénomènes plus ou moins frappans; et on peut les employer avec avantage, comme *réactifs* ou moyens d'essai pour reconnaître la présence du muriate de mercure suroxydé en solution dans une liqueur.

Ainsi l'*eau de chaux*, versée dans un solutum de muriate de mercure suroxydé, y produit presque sur-le-champ une couleur jaune orangé, et il se forme peu à peu un précipité de même couleur ; cependant s'il n'y avait dans la liqueur qu'une très-petite quantité du sel mercuriel , la couleur serait blanchâtre , le précipité léger, peu abondant ; au surplus, ces précipités , recueillis et frottés sur une lame de cuivre décapée, y forment une tache blanche brillante, qui dénote le mercure, et la lame de cuivre reprend sa couleur première , en la chauffant sur un charbon ardent pour faire vaporiser le mercure qui adhérait à sa surface.

L'ammoniaque produit un précipité blanc qui prend bientôt une teinte ardoisée, et blanchit facilement et promptement une lame de cuivre décapée.

La *potasse ,* la *soude décarbonatée* ou *caustique,* communément *lessive des savonniers,* donnent un précipité rougeâtre qui brunit par la dessiccation et le contact de l'air , mais blanchit également la lame de cuivre.

Les *carbonates de soude , de potasse ,* fournissent des précipités moins foncés , mais qui sont également propres à blanchir une lame de cuivre décapée.

Le *solutum de nitrate d'argent* fournit un excellent moyen pour reconnaître la présence de l'acide muriatique. Instillé par gouttes dans un solutum de muriate de mercure suroxydé, il produit sur-le-champ un précipité blanc, pesant, cailléboté, qui est un muriate d'argent, qui noircit au contact de l'air, et la·liqueur décantée contient un nitrate de mercure que l'on peut facilement reconnaître par ses propriétés, et surtout parce qu'en la faisant évaporer avec soin on obtient des cristaux de nitrate de mercure qui fusent sur le charbon ardent.

Les *muriates de soude*, *d'ammoniaque*, et même le *nitrate de potasse*, ne produisent aucun changement perceptible dans le solutum aqueux de muriate de mercure suroxydé.

L'*hydrogène sulfuré*, en gaz, ou dissous dans de l'eau, ainsi que les *hydrosulfures de potasse*, *de soude*, *de chaux*, produisent sur-le-champ un précipité noir ; mais ce précipité, frotté sur une lame de cuivre, ne la blanchit pas ; et pour y retrouver le mercure il faut le mettre dans une petite cornue, avec partie égale de limaille de fer, et procéder à la distillation, qui entraîne le mercure revivifié en globules métalliques très-fins, qui s'attachent au col de la cornue, ou passent dans le récipient que l'on y adapte.

Les *prussiates de chaux*, *de potasse* ou *de soude*, lorsqu'ils sont bien préparés, sont aussi un réactif très-efficace pour indiquer généralement les substances métalliques. Instillés dans un solutum de muriate de mercure suroxydé, ils y produisent un précipité blanc qui brunit avec le temps et blanchit une lame de cuivre décapée.

On a aussi proposé comme réactif, ou moyen propre à faire reconnaître le muriate de mercure suroxydé *la liqueur probatoire d'Hahneman*, qui n'est essentiellement qu'un hydrosulfure de chaux, le *dissolutum ammoniacal de cuivre*. On pourrait également employer pour le même objet toutes les substances ou préparations qui peuvent décomposer le muriate de mercure suroxydé, et le nombre en est très-considérable ; mais ceux qui viennent d'être indiqués sont les plus simples, les plus commodes, ceux que l'on peut trouver le plus facilement et dans tous les temps, et ils sont bien suffisans lorsqu'on les emploie convenablement. Enfin, on ne saurait trop le répéter, dans ces sortes de recherches, surtout lorsqu'il s'agit d'un cas de médecine légale, on ne doit jamais se borner aux apparences premières, aux changemens de couleur qui s'opèrent dans la liqueur par l'addition d'un réactif ; mais il faut examiner avec soin les qualités du précipité qui s'est formé ; et quelque peu abondant qu'il soit, il suffit toujours pour en déterminer la nature d'une manière précise. Sans cette attention expresse , on pourrait être conduit aux erreurs les plus funestes ; car , comme il a été dit dans les mémoires précédens , on peut , dans des liqueurs très-différentes par leur nature , obtenir avec les mêmes réactifs des changemens de couleurs , des précipités qui paraissent identiques au premier coup-d'œil.

VIII. On voit , d'après ce qui vient d'être dit , que par une évaporation graduée , par l'usage des différens réactifs et l'examen des précipités qu'ils produisent , on peut très-bien reconnaître le muriate de mercure suroxydé qui serait en solution dans une liqueur , et en démontrer d'une manière positive les principes constitutifs. Mais il n'en est pas de même si ce sel mercuriel avait été mélangé avec un sirop épais , visqueux , ou autre préparation analogue , chargée de substances extractives et colorantes ; dans ce cas , il y a toujours une décomposition plus ou moins prompte et complète. L'oxygène et l'acide muriatique, qui sont parties constituantes du sel mercuriel , abandonnent successivement le mercure pour se combiner avec les substances extractives. Les réactifs ordinaires précédemment indiqués n'ont alors plus d'action, ou du moins elle est trop équivoque pour former une preuve positive.

Cependant , quoique l'on ne puisse plus dé-

montrer le muriate de mercure suroxydé avec
ses propriétés premières , on peut au moins y retrouver le mercure qui servait de base à la composition , ainsi que je m'en suis assuré par différentes expériences faites avec M. HENRY.

Dans un rapport fait en 1779 à la Société
royale de Médecine , BUCQUET proposait , pour
reconnaître le muriate de mercure suroxydé qui
aurait été introduit dans un sirop extractif épais,
de le délayer avec partie égale d'eau distillée , et d'y verser une quantité suffisante de
solutum de potasse carbonatée ; on obtient ainsi
un précipité abondant , que l'on sépare par le
filtre , et qui , fortement frotté sur une lame
d'or , la blanchit s'il contient du mercure ; mais
par ce procédé on a un précipité abondant de
matières extractives , dont la présence est bien
propre à masquer les propriétés du mercure , et
on peut arriver au même but d'une manière plus
simple et plus sûre.

Pour cela , on délaie avec suffisante quantité
d'eau distillée la masse ou sirop extractif dans lequel on suppose que l'on a introduit du muriate de
mercure suroxydé ; on met le tout dans un ballon
que l'on couvre d'un papier , et que l'on place
dans un endroit frais. Après quelques jours de
repos , on aperçoit au fond du ballon un dépôt

grisâtre plus ou moins abondant, qui est formé par les molécules mercurielles mêlées avec quelques parties extractives et colorantes ; alors on décante la liqueur, ce qui est facile, parce que le précipité est adhérent aux parois du verre; on le lave, on le délaie avec une petite quantité d'eau, et après l'avoir laissé reposer, on décante la liqueur, et on reconnaît par les expériences suivantes que ce précipité contient du mercure.

1.° Frotté sur une lame d'or ou de cuivre décapée, il la blanchit, et cette couleur disparaît en l'exposant à une température assez élevée pour vaporiser le mercure.

2.° Il devient noir par l'hydrogène sulfuré.

3.° Il se dissout par l'acide nitrique, et ce dissolutum, qui blanchit une lame de cuivre, évaporé convenablement dans des cristaux de nitrate de mercure, faciles à reconnaître par leurs formes et la sorte de fusion qu'ils éprouvent sur les charbons ardens.

4.° Si la décomposition était moins avancée, si le sel était seulement ramené à l'état de sous-muriate, ou muriate doux de mercure, on le reconnaîtrait par son insolubilité dans l'eau et la couleur noirâtre qu'il contracterait par l'infusion de l'eau de chaux.

IX. Il reste à présent à faire une application

spéciale des remarques, des expériences précédentes à la pratique de la médecine légale.

Dans toute accusation d'empoisonnement, il faut recueillir, comparer avec soin les circonstances qui ont précédé, accompagné le fait actuel ; le médecin doit surtout considérer la nature des accidens qui sont survenus, le temps, le mode de leur invasion, leur marche, leur intensité, leur durée ; il doit aussi faire attention à la constitution du sujet, à son âge, à sa profession, à ses habitudes, à la saison, à la fréquence et au caractère des maladies régnantes : mais quelles que puissent être les inductions dérivées de ces considérations, elles ne peuvent former une preuve complète ; et tous les écrivains de médecine légale s'accordent à penser que, pour prononcer avec assurance, il faut nécessairement avoir trouvé le poison. *Unicum certum signum dati veneni, est analysis chemica inventi veneni mineralis.* PLENCK. Examinons donc par quel moyen on pourra reconnaître, constater d'une manière positive l'empoisonnement par le muriate de mercure suroxydé.

On remarquera d'abord que, de tous les poisons le plus généralement connus, le muriate de mercure suroxydé est celui que l'on peut le moins employer, à cause de la saveur abominable qu'il produit: *Ob detestabilem saporem raró clan-culùm ad toxicationem adhiberi solet.* PLENK. D'autre part, ce sel se décompose avec la plus grande facilité par un si grand nombre de sub-stances, ses propriétés peuvent être masquées par son mélange avec les humeurs qui se secrètent dans l'estomac ou y refluent ; enfin les effets du poison diffèrent beaucoup selon la dose , le temps , le mode d'ingestion et la sensibilité de l'individu : ainsi les recherches sont difficiles , et pour indiquer avec méthode les procédés qu'il convient de suivre , je supposerai différens cas qui seront examinés successivement.

1.º Si l'on est requis par le magistrat pour voir un homme qui , après avoir pris un breuvage que l'on soupçonne empoisonné , s'est plaint aussitôt d'une saveur âcre , styptique , métal-lique , persistante avec chaleur , sentiment de resserrement à la gorge, et qui peu après éprouve de l'anxiété , des douleurs déchirantes à l'esto-mac , des nauséees , des vomissemens fréquens , répétés , d'un fluide séreux , visqueux , sanguino-lent , accompagnés d'efforts violens , de soif inex-tinguible , de faiblesse générale , d'altération de la face , de concentration de pouls , etc. ; il faut recueillir , examiner la matière des vomisse-mens , et on y procédera de la manière suivante.

Après avoir pris noté des qualités apparentes de cette matière, on la passe avec expression à travers un linge fin et propre; puis avec le bec d'une plume taillée pour cet effet, ou mieux encore avec une baguette de verre, on en prend une ou deux gouttes que l'on met sur une lame de cuivre décapée, on en porte quelques gouttes dans de l'eau colorée en bleu par le sirop de violettes; on en instille de même quelques gouttes dans un petit verre d'eau distillée qui tient en solution du nitrate d'argent. On fera le même essai avec la potasse, l'ammoniaque; enfin on en mettra une portion dans un verre de montre ou une petite capsule de porcelaine, et on procédera à une évaporation lente et graduée; et si ces différens essais donnent les résultats qui ont été indiqués à l'article VII, on peut assurer de la manière la plus positive que les accidens qu'éprouve cet homme sont produits par le muriate de mercure suroxydé qu'il a pris.

La preuve serait plus frappante encore s'il était resté une portion du breuvage, et si par les différens essais indiqués, ou autres analogues, on obtenait les mêmes résultats.

Si la matière des vomissemens était étendue dans une grande quantité d'eau ou d'autre boisson analogue que le malade aurait prise pour diminuer la violence de ses efforts, il conviendrait de mettre cette matière dans une capsule de porcelaine, de la rapprocher par une évaporation lente et graduée, afin de rendre plus sensible l'effet des réactifs que l'on emploie.

Mais si le muriate suroxydé de mercure avait été mélangé avec des alimens, des substances qui paraissent le décomposer en totalité ou en partie, ou en masquer les propriétés, alors il faudrait délayer avec de l'eau distillée les matières alimentaires rejetées par le vomissement, et, après les avoir exprimées à travers un linge fin et serré, on fait sur une portion de la liqueur exprimée les différens essais qui ont été indiqués ; s'ils ne fournissent point d'abord aucun résultat positif, on met la portion restante de la liqueur dans un ballon de verre ; on y ajoute de l'alcool très-pur, pour prévenir la putréfaction ; et après quelques jours de repos, s'il s'y est formé un précipité, on en détermine la nature et les propriétés par les expériences qui ont été indiquées à l'article VIII.

2.º Lorsqu'on est appelé pour faire l'examen du corps d'un homme qui est mort peu d'heures après avoir pris un breuvage suspect, et avoir éprouvé tous les symptômes que l'on regarde généralement comme caractéristiques d'un empoisonnement métallique, il faut apporter dans cette opération l'attention et la circonspection la plus grande. Je ne m'arrêterai point à exposer la manière de procéder à l'ouverture du cadavre ; ce sera l'objet d'un traité particulier, d'autant plus nécessaire, que presque toujours ces ouvertures sont mal faites, quoique depuis long-temps j'aie démontré dans mes leçons publiques les règles et la méthode à suivre dans ces cas ; je me bornerai en ce moment aux moyens qu'il convient d'employer pour reconnaître et constater la présence du muriate de mercure suroxydé.

Après avoir examiné et noté soigneusement l'extérieur du corps, ainsi que l'état apparent de la bouche et des viscères contenus dans le thorax et l'abdomen, on fait à la partie moyenne de l'œsophage deux fortes ligatures bien serrées et séparées d'environ deux centimètres ; on place de semblables ligatures sur le rectum et sur le cordon des vaisseaux et canaux qui se trouvent à la face concave ou intestinale du foie ; et après avoir coupé entre les deux ligatures que l'on a faites, on enlève avec précaution l'estomac et toute la masse intestinale que l'on place sur un drap propre et plié en plusieurs doubles : alors on ouvre l'estomac, on recueille dans un vase de verre ou de faïence les liqueurs ou fluides qui peuvent s'y trouver : on ouvre de même toute la longueur du canal intestinal , et on recueille dans des vases séparés les fluides qu'ils contiennent. Enfin il convient de laver la cavité de ces viscères avec de l'eau distillée , pour enlever toutes les parties solubles qui se trouvent à leur surface , et on conserve séparément cette liqueur des lotions , puis on procède à leur examen par les moyens qui ont déjà été indiqués.

Dans ces recherches, plus que dans toute autre, on ne doit jamais employer que des réactifs dont on connaisse bien la nature et la pureté; et lorsqu'une ou deux expériences premières ont déjà fourni quelques indices sur la nature et l'espèce de poison , il convient , pour rendre la démonstration plus frappante , de préparer une liqueur analogue à celle que l'on a trouvée dans l'estomac , et de faire simultanément et comparativement les mêmes expériences sur l'une et sur l'autre : ainsi, en supposant que la liqueur trouvée dans l'estomac ait blanchi une lame de cuivre et fourni un précipité cailleboté avec le nitrate d'argent , je desirerais qu'on fît fondre dix à douze centigrammes de muriate de mercure suroxydé dans trente ou quarante grammes d'eau distillée, que l'on y ajoutât , si l'on veut , deux

ou trois grammes de bile , ou de fluide gastrique , et que l'on fît sur cette liqueur les mêmes
expériences que sur celle qui a été trouvée dans
l'estomac du cadavre : alors il ne pourrait plus
rester aucun doute sur la nature et l'identité du
poison , si les expériences sur les deux liqueurs
donnent les mêmes résultats.

Lorsqu'on a fait l'ouverture de l'estomac , et
qu'on en a extrait les fluides qui s'y trouvent ,
il convient , si on y aperçoit des escarres , des
points d'altération plus marqués, de couper cette
portion avec des ciseaux , pour en envelopper
une lame de cuivre décapée.

Enfin, quel que soit le résultat des recherches
et des essais que l'on aura faits, il est toujours
nécessaire , pour prévenir toute discussion ulté-
-rieure, assurer la justesse de ses conclusions, de
conserver dans un flacon une partie des liqueurs
que l'on aura trouvées dans la cavité des viscères ; mais comme souvent ces liqueurs se trouvent mêlées à des substances animales putres-
-centes , il convient d'y ajouter une certaine
quantité d'alcool très-pur , dont on réservera de
même un échantillon dans un flacon séparé ,
étiqueté , et qui , ainsi que les autres , sera déposé au greffe du tribunal qui a fait la réquisition.

3.º Il peut encore arriver qu'un homme ait pris une dose de muriate de mercure suroxydé trop peu considérable pour le faire périr en peu d'heures, mais que cette dose, répétée à des intervalles plus ou moins rapprochés, entretienne un état presque continuel d'anxiétés, de douleurs plus ou moins graves à l'estomac, à l'intestin, produise par intervalles des vomissemens, des déjections alvines de matières muqueuses, sanguinolentes, et amène l'extinction de la vie dans l'espace de dix, quinze ou vingt jours, et même plus. Dans ces sortes d'empoisonnemens lents, on peut tirer quelques indications du rapprochement des symptômes, du temps de leur invasion, de leur progression successive, enfin de toutes les circonstances accessoires; mais on ne peut prononcer affirmativement l'existence du poison qu'autant qu'on l'aura trouvé, et on ne peut s'en assurer que par les moyens déjà indiqués.

4.º Il est encore possible que, dans un cas de maladie ou d'indisposition le poison ait été introduit dans le gros intestin sous forme de lavemens; dans ce cas, le désordre existerait principalement dans le colon, dans le rectum, et il faudrait examiner, comme il a été déjà indiqué, le fluide qui se trouverait dans la cavité de cet intestin.

5.° L'empoisonnement peut aussi être produit par l'application du muriate de mercure suroxydé, ou d'un emplâtre saupoudré ou fortement chargé de ce sel sur un ulcère ou une tumeur de certaine étendue. Ces sortes d'applications produisent toujours à la partie une escarre noirâtre plus ou moins épaisse ; mais quelquefois aussi elles déterminent des vomissemens, une chaleur âcre à la gorge, de la soif, la salivation et la mort. Degner (1) en rapporte un exemple remarquable, et on en trouve plusieurs autres analogues dans les observateurs. Si l'on était appelé pour prononcer sur la nature des emplâtres employés, et reconnaître l'existence du muriate de mercure suroxydé, on ferait liquéfier l'emplâtre à une douce chaleur dans suffisante quantité d'eau distillée, et, après avoir laissé refroidir le tout pour séparer la portion emplastique qui surnagerait, on examinerait par les divers moyens indiqués la liqueur ainsi que le dépôt qui s'y serait formé : on pourrait peut-être aussi, par l'application d'une lame de cui-

***

(1) Jo. Hart. Degneri. Histor. med. de dysenteriâ bilioso-contagiosâ : accedit relatio historica de morte per mercur. subl. in emplastro applicatum. *Trajecti ad Rhen.* 1738. in-8.

vre (1) décapée, trouver dans l'escarre quelques portions de mercure.

X. On a proposé, comme moyen propre à constater le poison, de faire prendre à un chien, ou autre animal, une partie des matières qui auraient été rejetées par le vomissement ou trouvées dans l'estomac à l'ouverture du cadavre ; mais ce moyen me paraît ne mériter aucune confiance : en effet, il est inutile, si, par des recherches et des expériences appropriées, on a constaté la nature des substances ; dans le cas contraire, il est insuffisant, et peut conduire aux conséquences les plus fausses, parce que les substances vénéneuses n'agissent pas également sur les différens animaux ; parce que l'action morbide peut produire une altération, une dégénérescence des humeurs propre à les rendre délétères et

---

(1) Dans toutes ces expériences, la lame de cuivre que l'on emploie doit être *décapée*, c'est-à-dire, nettoyée et non point *polie*, ainsi qu'on l'a imprimé depuis peu dans un journal ; car le *poli*, surtout avec le brunissoir, arrêterait ou retarderait l'effet que l'on recherche. On décape une lame de métal, on enlève sa surface qui serait altérée ou oxydée par le contact de l'air, en la plongeant quelques instans dans un acide, ou, ce qui est préférable, en la frottant avec du grès ou une lime fine.

vénéneuses. D'ailleurs, si l'animal que l'on destine à cette expérience refuse d'avaler spontanément les substances qu'on lui présente, il faut, pour les lui faire avaler, employer de la violence, et dans les efforts qu'il fait, non-seulement une partie de la liqueur se perd, mais encore, comme je l'ai vu plus d'une fois, elle peut refluer par le larynx et pénétrer dans les bronches. Cependant, si l'on jugeait convenable de faire cette sorte d'expérience, il faudrait, pour éviter tous les inconvéniens, renfermer dans une portion d'intestin liée aux deux bouts la liqueur ou autre substance que l'on voudrait introduire dans l'estomac, et, après avoir ouvert la gueule de l'animal, on porte dans son gosier avec une pince cette portion d'intestin préparée, et on la lui fait ainsi facilement avaler. L'action de l'estomac dissout bientôt l'intestin ; la substance qu'il contenait agit alors immédiatement sur l'organe, et on peut en observer attentivement les effets sans fatiguer l'animal ; mais je ne puis trop le répéter avec LUDWIG, ces sortes d'expériences sont illusoires et trompeuses : *Experimenta cum animalibus brutis instituta fallacia sunt.* (Institut. med. legalis, §. 331.)

RAPPORT

A l'École de Médecine sur un cas de mort que l'on attribuait à l'usage du muriate de mercure suroxydé.

M. le Conseiller d'État Préfet de Police a envoyé à l'École de Médecine, sur la fin du mois de floréal dernier, copie de différens rapports qui ont été faits au sujet d'un jeune homme nommé Roy...., que l'on a trouvé mort dans son lit le 13 floréal an 13, environ quarante heures après l'avoir vu paraître ; et comme, en entrant dans la chambre, on trouva sur une table, près du lit, une liqueur dans un verre, une autre liqueur dans une bouteille ; enfin une troisième liqueur qui paraissait différente des deux premières, dans une bouteille étiquetée *quintessence antipsorique*, c'est-à-dire, *contre la gale*. Le commissaire de police s'est saisi de ces différentes liqueurs pour en faire constater la nature, et il a appelé le médecin de la division pour déterminer la cause de la mort du jeune homme.

Dans un premier rapport fait uniquement d'après l'examen et l'inspection extérieure du cadavre, le médecin de la division dit : *qu'il lui paraît constant que le sujet était mort par suite d'empoisonnement*, résultant, soit de l'usage d'une lotion faite avec l'eau antipsorique, soit pour en avoir avalé, et que, pour prononcer si la mort venait d'une de ces deux causes, il requérait que l'on fît l'ouverture du cadavre.

Dans un second rapport fait le lendemain 14 floréal, et d'après l'ouverture du cadavre, le médecin de la division déclare *qu'il est très-difficile de prononcer sur la cause de la mort, et de décider si elle dépend de la répercussion de l'humeur psorique, ou de l'absorption de la quintessence antipsorique*, et il invite *l'autorité judiciaire à renvoyer le tout par-devant l'École de Médecine.*

D'après ces circonstances fidèlement extraites des procès-verbaux, M. le Conseiller d'Etat Préfet de Police demande que l'École veuille bien lui donner son avis, qu'elle fasse analyser les différentes liqueurs qui ont été trouvées dans la chambre du jeune homme, et qu'elle lui fasse part du résultat de l'analyse.

Pour remplir exactement les vues du magistrat de justice et d'administration publique, il s'agit donc de déterminer d'une manière précise,

1.º Quelle est la nature des différentes liqueurs

qui ont été trouvées dans la chambre du nommé Roy . . . .

2.º Si la mort doit être attribuée à un empoisonnement produit, soit par l'introduction d'une substance vénéneuse dans l'estomac, soit par son application sur la peau en lotions ou en frictions.

3.º Enfin si elle peut être attribuée à la répercussion de l'humeur psorique, ou à l'absorption de la quintessence antipsorique, ou à quelque autre cause apparente ou cachée.

—————

Les différentes liqueurs qui nous ont été remises et ont été examinées avec soin sont au nombre de trois.

La première, contenue dans une bouteille à moitié pleine, et étiquetée *quintessence antipsorique, ou eau de Mettemberg*, a une saveur âcre, métallique, et n'est qu'une solution de muriate mercuriel suroxygéné, ou sublimé corrosif, dans de l'eau à laquelle on a ajouté une certaine quantité d'un alcool aromatique, ce dont nous nous sommes assurés par un grand nombre d'expériences qu'il serait inutile de rapporter ici, mais qui sont consignées dans la note particulière que nous avons tenue de notre analyse.

Les deux autres liqueurs que l'on a trouvées dans la chambre du jeune homme sont bien différentes de la première ; elles ne contiennent aucun sel métallique, et ne sont qu'une simple tisane qui, par l'odeur, la saveur, et les débris de quelques feuilles que nous y avons trouvés, nous a paru faite avec la fumeterre et la réglisse ; ainsi ces deux liqueurs ne contiennent aucune substance qui puisse être nuisible.

En rapprochant maintenant toutes les circonstances énoncées dans les deux rapports, et qui ont été observées soit à l'examen extérieur du corps, soit à l'ouverture, nous voyons que le corps était dans une *contraction* ou roideur *générale, la face était d'un rouge foncé ; les carotides* (on a voulu sans doute dire les jugulaires ou veines du cou) *étaient engorgées ; il y avait plusieurs taches livides sur toute l'habitude du corps ; on remarquait sur toute l'étendue de la jambe et de la cuisse gauche une impression rougeâtre, et comme érysipélateuse :* il était sorti par la bouche une grande quantité de sérosités sanguinolentes qui s'était répandue sur la face, autour du cou, sur les draps du lit, et avait formé sur les lèvres une sorte de mousse ou sérosité

écumeuse, dont on augmentait la sortie en pres-
sant sur la poitrine ou la région de l'estomac;
et à l'ouverture du corps, que l'on a bornée à
la poitrine et à l'abdomen, sans faire celle de
la tête, on a trouvé dans l'une et l'autre de ces
cavités un épanchement considérable de sérosité
sanguinolente. Il y avait aussi de l'eau dans le
péricarde ; le cœur était mou, volumineux ; les
poumons paraissaient aussi plus volumineux que
dans l'état naturel, et toute leur surface avait
une couleur ardoisée très-foncée.

L'estomac, ainsi que les intestins, étaient dis-
tendus par une grande quantité de gaz; mais
ces parties, ainsi que l'œsophage, ayant été dé-
tachées du cadavre, lavées et examinées avec
soin, on a reconnu que la membrane intérieure
était parfaitement saine, le foie a paru plus volumineux qu'à l'ordinaire, et cet organe, ainsi
que la rate, avait une couleur ardoisée très-foncée ; enfin tous les autres viscères qui ont été
examinés étaient dans leur état naturel.

Tel est le précis très-exact des différentes circonstances observées dans les visites et énoncées
dans les rapports qui ont été rédigés par le médecin de la division; et soit qu'on les examine
collectivement ou séparément, rien ne peut démontrer qu'il y ait eu un empoisonnement par la

vöie des alimens. En effet, 1.° si un poison âcre et métallique eût été porté dans l'estomac, il y aurait eu à la membrane interne de l'œsophage ou de l'estomac des traces sensibles de son impression ; au contraire, il est reconnu que ces parties étaient parfaitement saines. 2.° Il n'y a pas non plus de preuves suffisantes qu'il y ait eu empoisonnement par absorption d'une substance délétère appliquée à la surface de la peau ; en effet, cette couleur ardoisée, observée aux poumons, au foie, à la rate, et sur laquelle on paraît insister dans le rapport, dénote seulement un mode de stase et d'engorgement dans les réseaux capillaires ; mais il ne peut pas constater un empoisonnement par absorption d'une substance délétère appliquée à la surface de la peau.

Enfin, quand on considère l'état de constriction et de roideur dans lequel le cadavre s'est trouvé, plus de quarante heures après la mort, l'engorgement considérable qui existait du côté de la tête, et qui est constaté par la rougeur foncée de la face, par la distention des veines du cou ; quand on fait attention à la quantité considérable de sérosité qui s'est évacuée par la bouche, et s'est répandue sur les parties circonvoisines, à cette mousse qui se trouvait

sur les lèvres, à la quantité de sérosité épan-
chée dans la poitrine, l'abdomen, le péricarde,
on est sans doute conduit à penser que la mort
doit être attribuée *à une irruption subite des
humeurs qui s'est faite du côté de la poitrine
et de la tête, et qui a produit une sorte de
suffocation, ou une attaque d'apoplexie.*

Les renseignemens que nous avons pris auprès
du père du jeune homme, et auprès de la personne chez laquelle il était logé, nous confirment
encore dans cette opinion : en effet, ce jeune
homme avait le visage naturellement très-rouge,
le cou court ; et le 11 floréal, sur les neuf heures
du soir, c'est-à-dire quarante heures environ
avant que l'on eut découvert sa mort, il paraissait
jouir de la meilleure santé, ne se plaignait de
rien, et était fort gai. Ainsi les circonstances
qui ont précédé la mort, tous les phénomènes
observés, tant à l'inspection qu'à l'ouverture du
cadavre, se réunissent en faveur de l'opinion ci-
dessus énoncée.

Mais quoique, dans le cas particulier dont il
s'agit, rien ne prouve l'empoisonnement, dans
le sens qu'on donne à cette acception, nous
sommes bien éloignés de penser que des lotions
ou frictions faites à la peau avec des eaux chargées de muriate mercuriel suroxygéné ou su-

blimé corrosif, puissent être indifférentes dans
tous les cas, et ne puissent pas, dans quelques
circonstances, contribuer à déterminer un trouble ou mouvement intérieur plus ou moins violent. MM. *Andry* et *Auviti*, dans un rapport fait
à la suite de quelques expériences où l'on avait
employé des lotions et frictions avec une eau
chargée de muriate mercuriel suroxygéné,
avaient pressenti ce genre d'inconvéniens, et
n'avaient pas hésité à dire que ces sortes d'applications topiques exigeaient nécessairement des
attentions, et ne pouvaient convenir dans tous
les cas; aussi voit-on que les médecins, qui depuis long-temps ont prescrit l'usage de ces
sortes de lotions dans quelques cas, ont grand
soin de recommander en même-temps quelques
remèdes intérieurs propres à exciter l'action des
différens organes secrétoires. En effet, sans ad-
mettre dans le cas présent l'absorption, qui cependant est en général bien constatée par les
effets que l'on obtenait en faisant seulement des
frictions à la plante des pieds (selon la méthode
de *Cirillo*) avec une pommade dans laquelle
entrait le muriate mercuriel suroxygéné, on
conçoit facilement qu'une lotion âcre, styptique
et froide, peut déterminer dans quelques cas
une constriction spasmodique de la peau, qui

arrête la transpiration cutanée et en détermine le reflux sur les organes intérieurs ; mais quelque importantes que puissent être ces considérations , nous ne croyons pas devoir les développer ici.

Nous pensons donc que l'École doit répondre à M. le Conseiller d'Etat Préfet de Police :

1.° Que des différentes liqueurs trouvées dans la chambre où est décédé le nommé Roy...., l'une trouvée dans une bouteille étiquetée , *quintessence antipsorique* ou *eau de Mettemberg* , n'est qu'une eau chargée de muriate mercuriel suroxygéné ou sublimé corrosif, qui est un poison des plus dangereux ; que les deux autres liqueurs que l'on a trouvées dans la chambre ne sont qu'une simple tisane faite avec la fumeterre et la réglisse, et qui ne peuvent être nuisibles.

2.° Que la mort du nommé Roy... ne peut être attribuée à un poison porté dans l'estomac.

3.° Qu'il n'y a pas de preuves suffisantes pour prononcer qu'il y a eu empoisonnement par l'absorption d'une substance délétère appliquée à la surface de la peau.

4.° Que tous les phénomènes observés , soit à l'extérieur, soit à l'intérieur du cadavre , indiquent d'une manière particulière une suffocation, ou une attaque subite d'une forte apoplexie. -

5.° Que ces sortes d'affections maladives peuvent être déterminées par différentes circonstances, et notamment par une crispation, une constriction spasmodique, ou, si l'on veut, une torpeur des vaisseauxde la peau, qui, en arrêtant la transpiration, produirait une irruption sanguine sur les organes intérieurs ; reflux qui pourrait être provoqué par des lotions ou frictions âcres, styptiques, froides, faites inconsidérément et sans précautions dans quelques cas particuliers.

6.° Que le bien de l'humanité et l'intérêt de l'ordre social exigent, conformément aux lois et réglemens sur les poisons et substances vénéneuses, que la vente et distribution des eaux et liqueurs chargées de muriate mercuriel suroxygéné, ou de tout autre sel métallique reconnu poison, soient particulièrement surveillées, et qu'elles ne puissent être faites que par des pharmaciens légalement reçus, et sur la formule d'un docteur en médecine ou en chirurgie, ou d'un officier de santé, qui en aurait prescrit le mode d'administration et en suivrait les effets.

F I N.